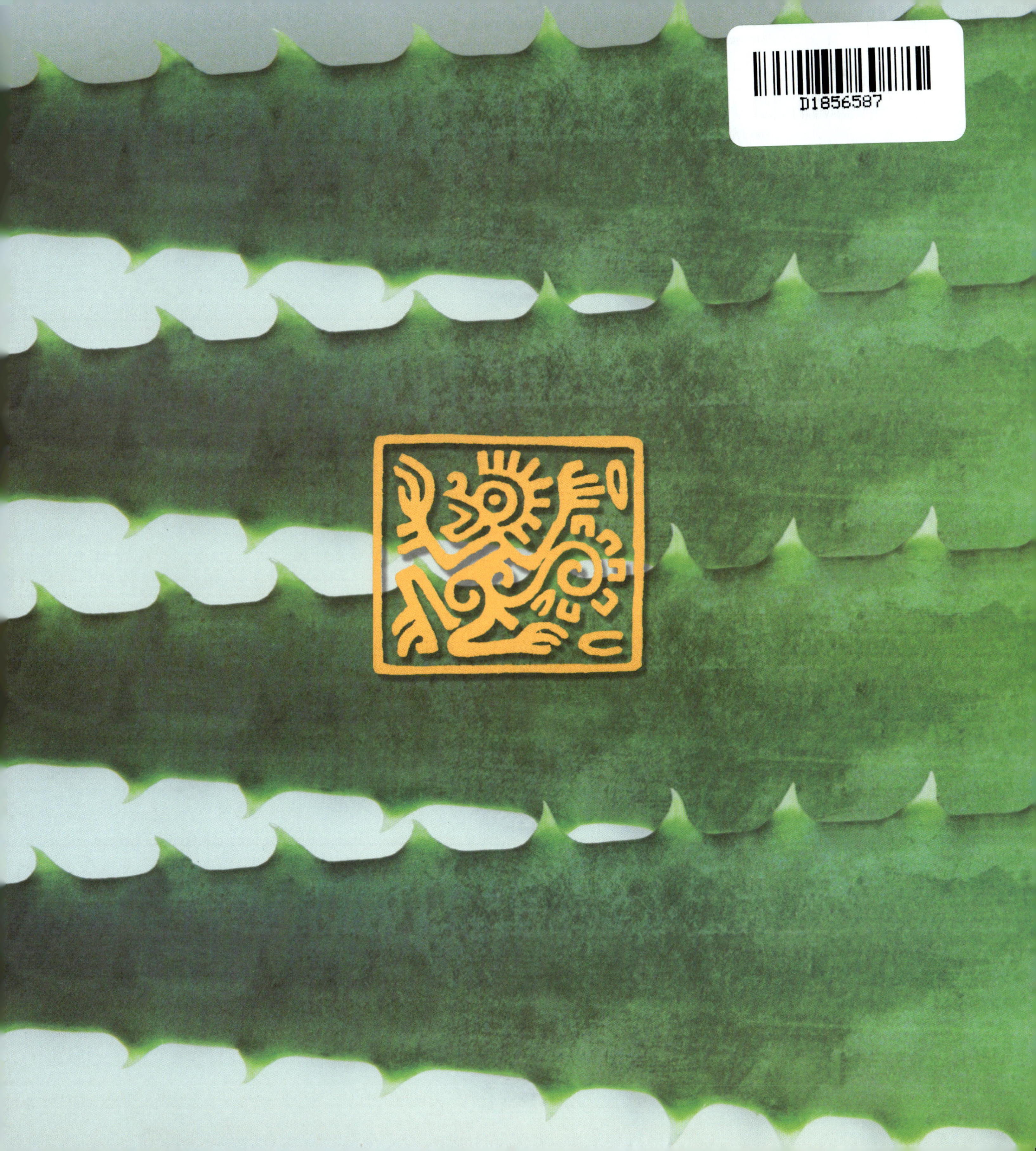

Knaur

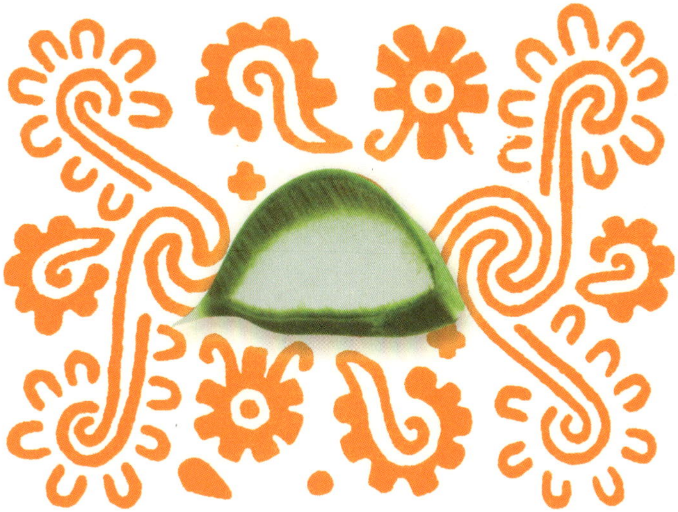

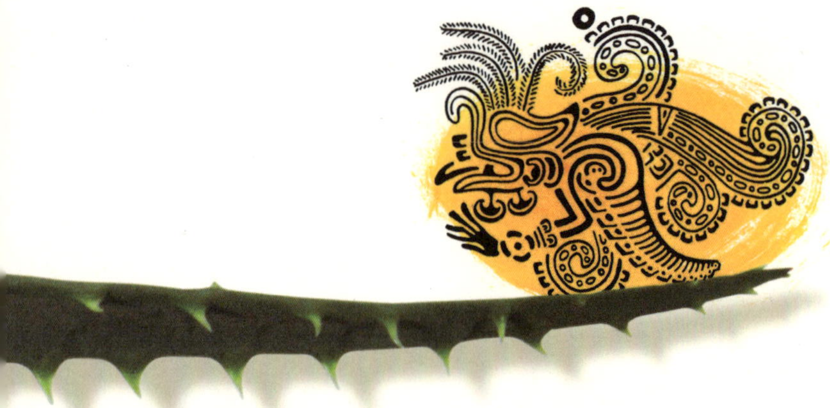

Knaur

Petra Hirscher

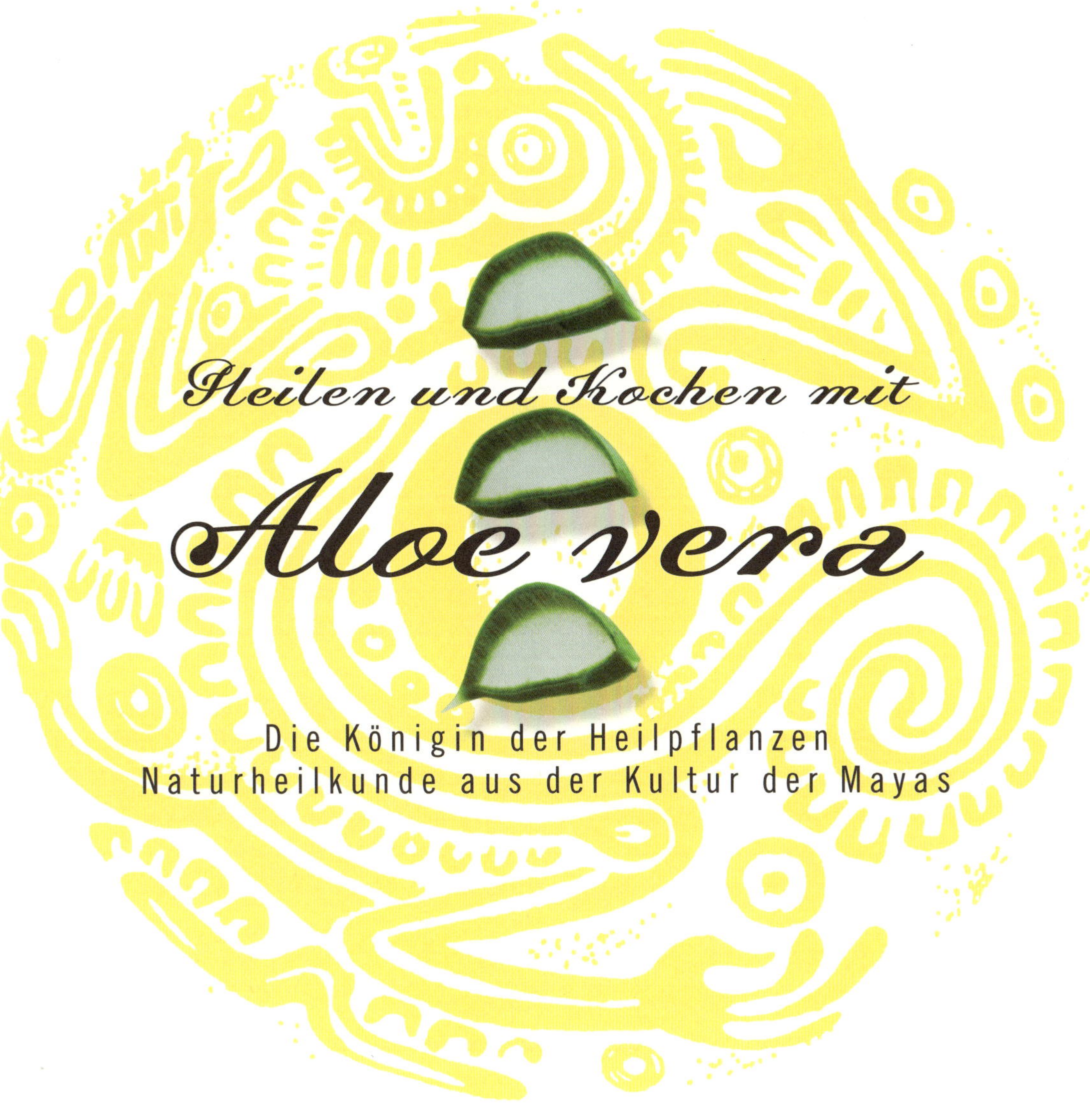

Heilen und Kochen mit Aloe vera

Die Königin der Heilpflanzen
Naturheilkunde aus der Kultur der Mayas

www.knaur-ratgeber.de

Bibliografische Information
Die Deutsche Bibliothek
Die Deutsche Bibliothek verzeichnet diese Publikation in der Deutschen Nationalbibliografie; detaillierte bibliografische Daten sind im Internet über http://dnb.ddb.de abrufbar.

Wichtiger Hinweis

Die im Buch veröffentlichten Ratschläge, Therapien und Kuren wurden von Verfasserin und Verlag sorgfältig erarbeitet und geprüft. Sie ersetzen jedoch keine ärztliche Diagnose und Behandlung. Eine Garantie kann dennoch nicht übernommen werden. Ebenso ist die Haftung der Verfasserin bzw. des Verlages und seiner Beauftragten für Personen-, Sach- und Vermögensschäden ausgeschlossen.

Projektleitung: Kathrin Gritschneder
Redaktion: Katharina Lisson
Korrektorat: Damla Özbay
Layout und Umschlaggestaltung:
Karin Niedermeier
Bildredaktion: Sylvie Busche (Ltg.), Markus Röleke
Rezeptfotos: Brigitte Sporrer
Food-Styling: Julia Skowronek
Bildnachweis: Umschlagfoto: Karin Huber
Fotos: Corbis/Charles Lenars S. 52, S. 57, S. 63, S. 71, S. 76; Getty Images/Antar Dayal S. 15/ Cristina Merlo S. 27/David Trood S. 36; Karin Huber S. 1, S. 2, S. 3, S. 10, S. 22/23, S. 48, S. 84, S. 108; Brigitte Sporrer S. 115, S. 118, S. 123, S. 129, S. S. 136, S. 139, S. 147
Alle Maya-Grafiken: Dover Publications Inc.
Herstellung: Dagmar Guhl
Satz und DTP: Gaby Herbrecht, Mindelheim
Reproduktion: Repro Ludwig, A–Zell am See
Druck und Bindung: Druckerei Uhl, Radolfzell

Printed in Germany
Gedruckt auf umweltfreundlich chlorfrei gebleichtem Papier.

ISBN-13: 978-3-426-64359-4
ISBN-10: 3-426-64359-6

5 4 3 2 1

Bitte besuchen Sie uns im Internet: www.knaur-ratgeber.de
Weitere Titel aus den Bereichen Gesundheit, Fitness und Wellness finden Sie im Internet unter www.wohl-fit.de.

Heilen und Kochen mit Aloe vera

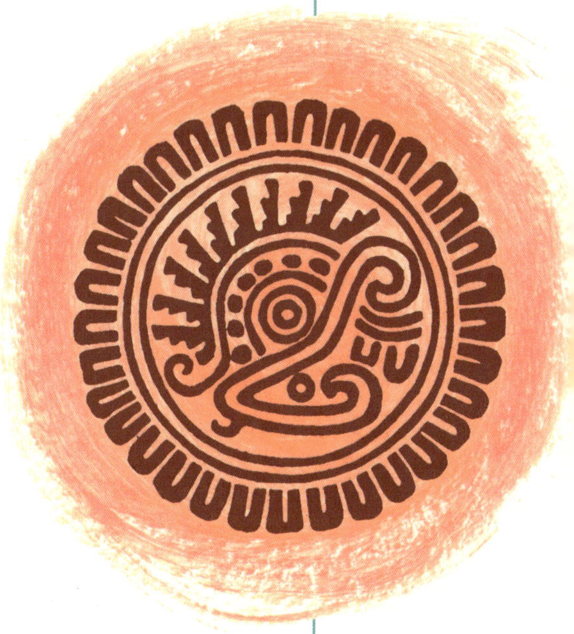

Vorwort: Die Königin der Heilpflanzen

Wer eine Aloe vera ansieht, blickt weit in die Vergangenheit zurück. »Quelle der Jugend« nannten sie die Maya-Indianer. »Pflanze der Unsterblichkeit« war sie für die Ägypter. In Mexiko heißt sie noch heute »Sábila« – die Wissende. So verehrt wird nur, wer über außergewöhnliche Kräfte verfügt. Die Aloe vera begleitet die Menschen schon seit vielen Jahrtausenden, und es gelingt ihr immer wieder, uns in ihren Bann zu ziehen.

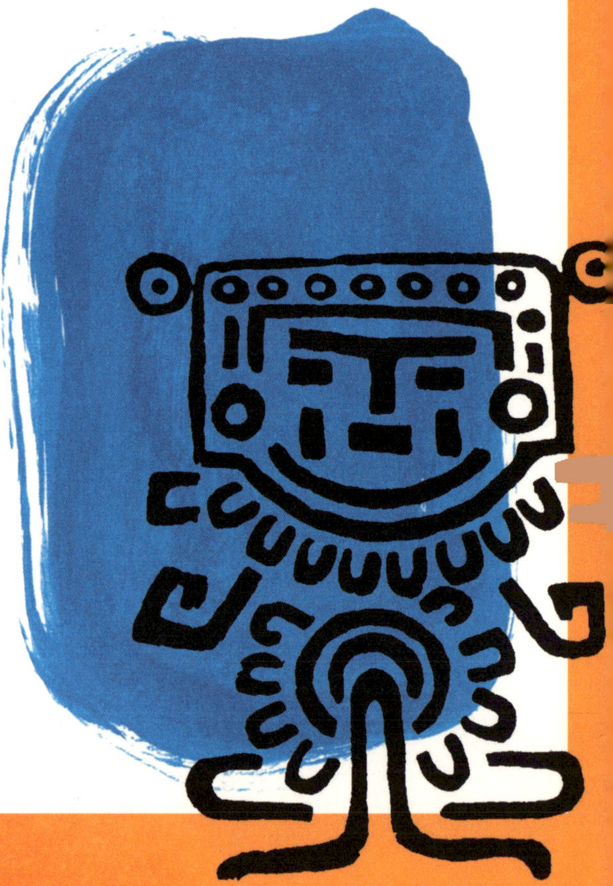

Wer eine Aloe vera im Haus hat, hat ein Stück Zukunft auf der Fensterbank. Denn sie kann uns jung und vital erhalten durch die Vielzahl ihrer Wirkstoffe. Auf den ersten Blick ist sie eher unspektakulär. Mit ihren fleischigen, graugrünen und stark bewehrten Blättern wirkt sie kühl und abweisend. Sie ist eine herbe Schönheit, die ihren Reichtum stolz verbirgt.

Die Aloe vera gehört zu den in ihrer Wirkung alt bewährten und lang erprobten Heilpflanzen. Keine Heilpflanze ist zurzeit so sehr im Gespräch wie sie. In Form von Pflanzenauszügen oder Saft wird sie erfolgreich für Gesundheit, Wohlbefinden und Schönheit eingesetzt. Was ist der Grund für den Boom, der ihr widerfährt? Ist der vielseitige Einsatz der Aloe vera nur ein aufgebauschter Mode-Gag oder handelt es sich hier um eine ernst zu nehmende Naturarznei? Auf den folgenden Seiten können Sie sich in die Aloe vera vertiefen und dabei die wahre Aloe entdecken: ihre Historie von den frühen Hochkulturen bis zur Gegenwart, ihre Botanik – wo sie wächst, wie sie angebaut und verarbeitet wird, und ihre Wirkung – weshalb sie lindern und verschönern kann. Dazu finden Sie praktische Anregungen für heilende Anwendungen und schlichte, aber effiziente Schönheitszubereitungen zum Selbermachen. Auf diejenigen, die darüber hinaus in der Küche mit Aloe vera experimentieren wollen, warten Rezepte zum Kochen und Genießen. Lassen Sie sich die Aloe in einem ganz neuen Licht zeigen.

Exotische Schönheit mit Historie

Aus der Geschichte wissen wir, dass bereits Nofretete und Kleopatra Aloe-vera-Extrakte für die Hautpflege verwendeten. Den Sumerern galt sie als Heilpflanze, und auch in der chinesischen Heilkunde war sie bekannt. Alexander der Große ließ die Verletzungen seiner Soldaten mit dem Frischblattgel der Pflanze behandeln. Der griechische Arzt Dioskurides

Schon der Name der Pflanze ist Programm: »Aloe« ist die lateinische Version des arabischen »Alloeh«, des syrischen »Alwai« oder jüdischen »Halal« und bedeutet »bittere, glänzende Substanz«. Mit dieser Bezeichnung bezog man sich kongenial auf die Erscheinung des Saftes, den man im Fruchtfleisch unter der festen Haut der Blätter findet.

Seit Jahrtausenden greifen wir zu Mitteln aus der Natur, um körperliche Beschwerden zu bekämpfen und unsere jugendliche Frische zu bewahren. Die Aloe vera gehört dabei zu den ältesten Heilpflanzen.

beschreibt im ältesten Heilkräuterbuch der Welt die heilende Wirkung der Aloe vera. Auch bei den Mayas war sie bekannt. Kolumbus führte auf seinen Schiffen immer Aloevera-Pflanzen als »Arzt im Blumentopf« mit, und die Matrosen versorgten ihre Wunden damit. Im 17. Jahrhundert kam die Aloe vera schließlich in unsere Regionen.
Die Botanik der weltweit über 400 Aloe-Arten ist noch lange nicht erforscht. Zur Familie der Aloe-vera-Pflanzen zählen viele verschiedene Arten, von deren chemischer Zusammensetzung man zum Teil noch sehr wenig weiß. Denn gerade was die Krankheiten der jüngeren Menschheitsgeschichte anbelangt, können wir nicht auf Erfahrungen und Wissen vergangener Jahrhunderte zurückgreifen. Die »Aloe barbadensis Miller«, so der botanische Name für die Aloe vera, ist nach heutigem Wissensstand die für den Menschen bekömmlichste Aloe und wird für Kosmetik- und Heilzwecke eingesetzt. Neueste Forschungen konnten zwar viele ihrer Geheimnisse zum Wohle der Menschheit lüften und rund 250 ihrer Wirkstoffe entschlüsseln – aber wir dürfen gespannt sein, was die Zukunft bringt, denn die Aloe ist bestimmt noch für viele positive Überraschungen gut.

Ein besonderes Geschenk der Natur

Harte Bedingungen kann sie aushalten. Die dickfleischigen Blätter dienen als Wasserspeicher, so dass die Aloe-vera-Pflanze mehrere Monate ohne Feuchtigkeit existieren kann. Sie ist zäh und ausdauernd, aber nicht unsensibel. Wer sie gut behandelt, darf auf reiche Ernte hoffen. Ihre äußere Gestalt gibt schon Auskunft über ihre Wirkungsweise: Dornähnliche Fortsätze an den Blättern weisen auf ihren abwehrenden Charakter hin. Eine Schnittstelle am Blatt wird sich schnell wieder schließen, ein deutlicher Hinweis auf ihre Wirkung bei der Wundheilung. Ob Kratzer, Schnittwunden oder kleine Verbrennungen: Aloe vera kann die menschliche Haut mit erstaunlicher Schnelligkeit reparieren.

Das Multitalent für Schönheit und Gesundheit

Der Begriff »Aloe« umschreibt ihre Wesensart und erklärt den Grund ihrer Wirkung.
Er ist die lateinische Version des arabischen Wortes »Alloeh«, was so viel wie »bittere, glänzende Substanz« bedeutet. Noch heute verwendet man den Saft aus dem Gel in den Blättern oder die gesamte Gelmasse, aber immer ohne Schale. Damit lässt sich die Durchblutung der Gefäße fördern und optimieren. So hält uns die Aloe vera jung, weil der Körper besser mit lebenswichtigen Nährstoffen versorgt wird. Wer seine Immunkraft stärken möchte, kann über längere Zeit täglich drei bis vier Esslöffel Aloe-vera-Saft einnehmen. Wer Halsschmerzen hat, gurgelt damit. Äußerlich angewendet beruhigt und regeneriert die Aloe. Viele Männer tragen deshalb nach dem Rasieren Aloe-vera-Saft auf die Haut auf.

Das Geheimnis ihres Erfolges

So manches zerschundene Kinderknie wurde früher erfolgreich mit Aloe-Pflanzensaft behandelt. Was macht die Aloe vera eigentlich so wirkungsvoll? Sie verdankt ihre Kraft den zahlreichen Einzelwirkstoffen, die synergetisch in ihrer Harmonie wirken. Dazu zählen Anthranoide, Mineralstoffe und Spurenelemente, Vitamine, Enzyme, Aminosäuren und sekundäre Pflanzenstoffe. Die interessanteste Substanz der Aloe vera ist ein langkettiges Zuckermolekül – die »Aloverose« – mit immunstimulierender Wirkung. Ihren schmerzstillenden Effekt verdankt die Aloe vera dem Bestandteil Salicylsäure, dem Wirkstoff der Weidenrinde – und des Aspirins.

Heute hat man dieses altbewährte Naturheilmittel wieder entdeckt und entwickelt neue Methoden sowohl beim Anbau als auch bei der Anwendung. Sie können Aloe vera als erfrischendes Getränk genießen oder zusammen mit anderen Grundstoffen als Kosmetika für die Reinigung und Vitalisierung der Haut anwenden. Möchten Sie eine Kur mit Aloe vera machen, sollten Sie sich auf einen längeren Zeitraum einstellen und bei dauerhaften Beschwerden die Dosierung unbedingt mit Ihrem behandelnden Arzt besprechen.

Dieses Buch möchte Sie neugierig machen und inspirieren. Lassen Sie die Aloe vera teilnehmen an Ihrem Leben: als aparte Zimmerpflanze und als traditionelle Heilerin. Holen Sie sich eine oder am besten mehrere Aloe-vera-Pflanzen ins Haus und züchten Sie sie auf der Fensterbank oder dem Balkon! Die Aloe vera ist – auf ihre eigene Art – schön, und sie macht schön. Sie kann zwar keine Wunder versprechen, aber wunderbar wirken. Sie ist die Königin der Heilpflanzen.

Sie möchten der Aloe in unseren Breiten begegnen? Dann lohnt sich der Weg in den Botanischen Garten Berlin-Dahlem. Dort bin ich in den kühleren Gewächshäusern, die die tropisch-subtropischen Trockengebiete der Alten Welt nachbilden, den herrlichsten Aloe-Arten begegnet.

Viel Spaß beim Entdecken,
Ihre Petra Hirscher

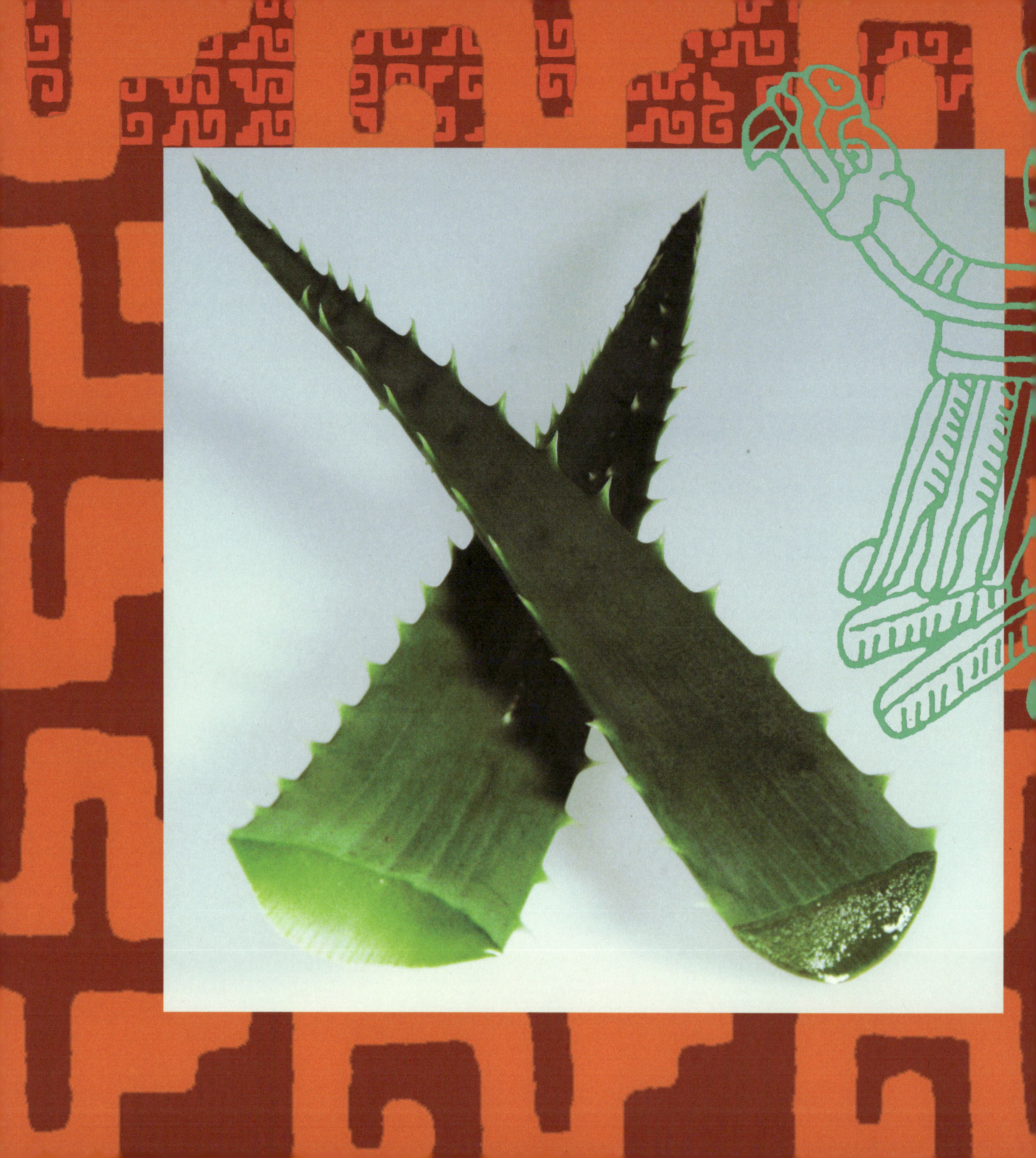

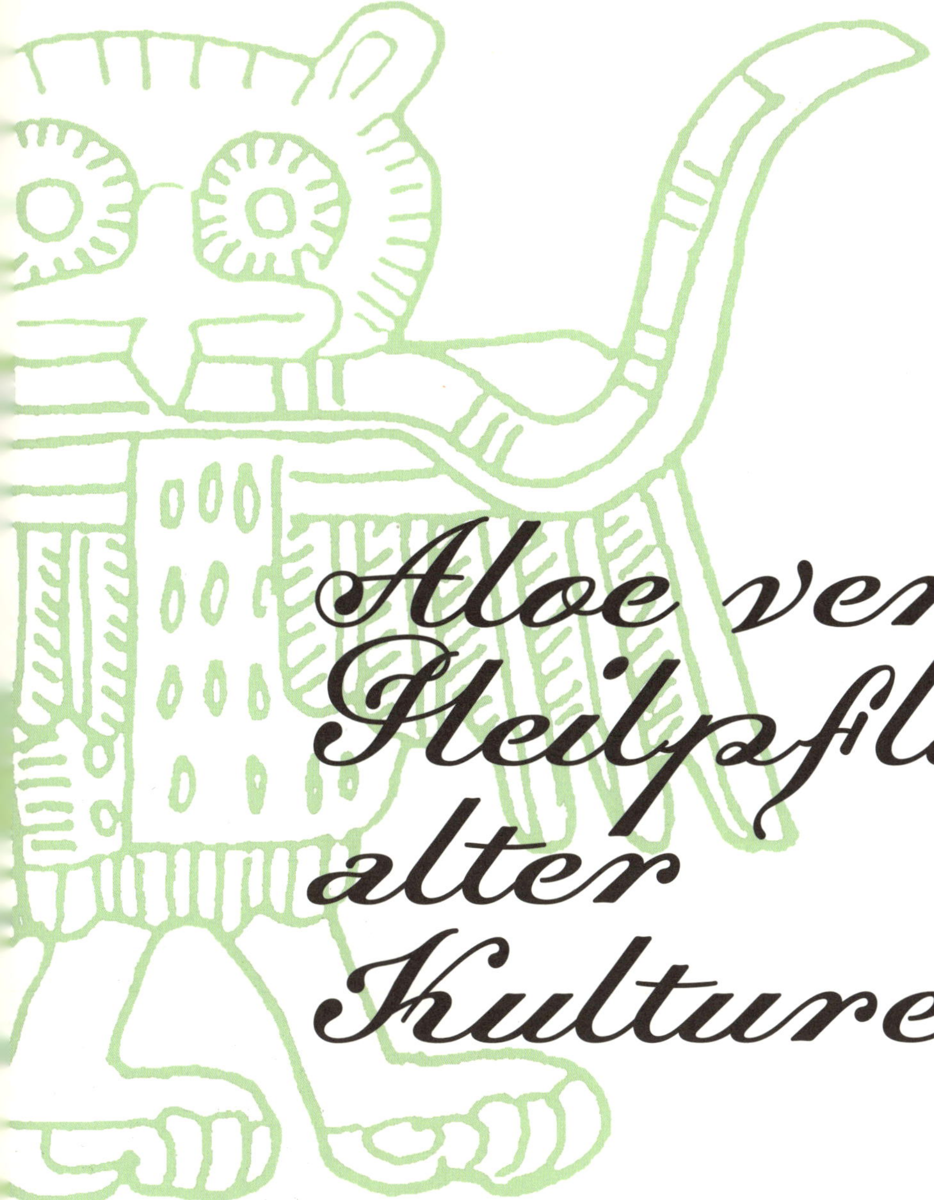

Aloe vera – Heilpflanze alter Kulturen

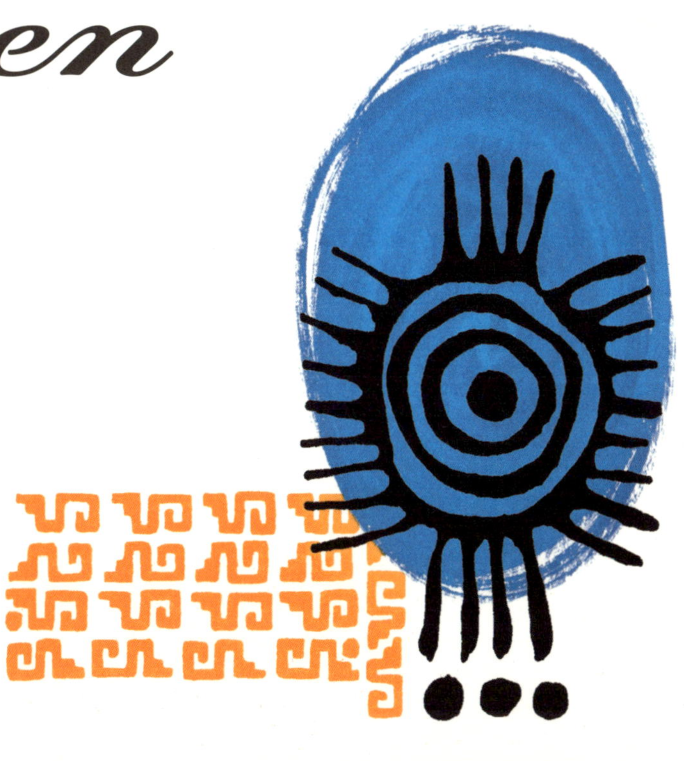

Aloe vera – Freundin der Menschen seit Urzeiten

Die Aloe vera ist eine der ältesten Naturarzneien der Welt. Sie besitzt eine erstaunliche Heilkraft, ist innerlich wirksam und äußerlich wohltuend. Ihre Inhaltsstoffe sind einfach und schnell verfügbar. Dies machen sich seit Jahrtausenden viele Völker und Kulturen zunutze – von den Maya bis heute. Verfolgen Sie hier den Weg der Aloe durch die Geschichte.

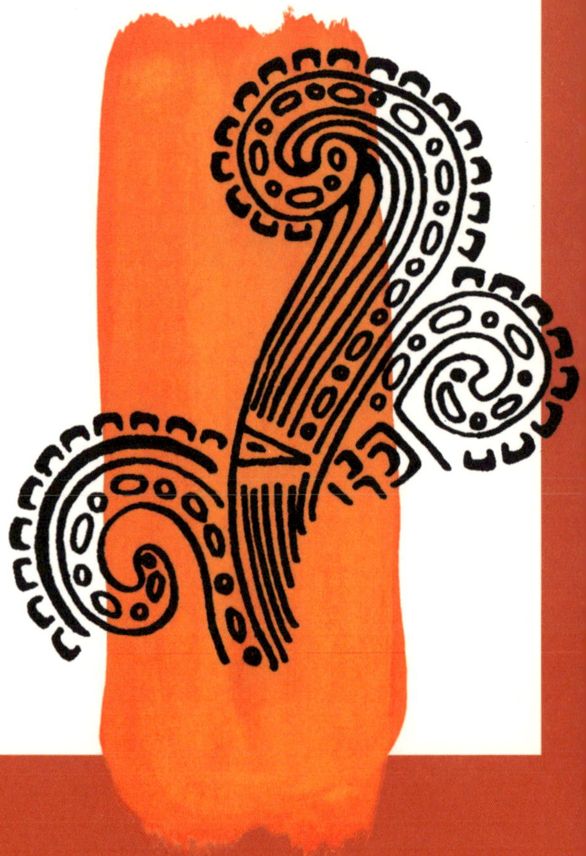

Die Medizin der Maya

Tief im Dschungel Mexikos und Guatemalas und auf der Halbinsel Yukatan findet man die monumentalen Tempel und sagenhaften Pyramiden der Maya, die den Urwald Mittelamerikas noch heute überragen. Über die Ursprünge der Maya-Kultur kann die Wissenschaft nur spekulieren, da die archäologischen Funde verschiedene Deutungen zulassen. Man glaubt, dass sie ihren Anfang vor etwa 3000 Jahren nahm. Das Volk der Maya besiedelte die Tiefebenen der Halbinsel Yukatan, das Bergland des heutigen Guatemala und Honduras und lebte überwiegend in Stadtstaaten. Seine geniale Kreativität zeigt sich nicht nur in den außerordentlichen Pyramiden-Tempeln, Observatorien, hocheffizienten Bewässerungssystemen und Palästen. Die Maya besaßen auch eine komplizierte Hieroglyphenschrift, die genauesten Kalender der Welt und ein eigenes Zahlensystem. Maya-Gelehrte waren begnadete Architekten, brillante Astronomen und große Mediziner. Das schließt man aus den Aufzeichnungen, die seit der spanischen Eroberung über Yukatan vorliegen. Dort nimmt die Medizin einen großen Raum ein.

In ihrer Blütezeit stellte diese Völkerfamilie eine mächtige Hochkultur dar mit geschickten Farmern, begabten Keramikern und Webern. Doch lange bevor die spanischen Eroberer in Mexiko eintrafen, ging die Gesellschaft der Maya auf geheimnisvolle Weise unter. Wie konnte diese Kultur, die über einen so langen Zeitraum Millionen Menschen ernährte, im Nichts verschwinden? Über die möglichen Ursachen wird seit Jahrzehnten diskutiert, und man erwägt Klimaschwankungen, Auslaugung der Böden, soziale Unruhen oder Bürgerkriege. Erst in den letzten 150 Jahren wurden die Bauten der Maya von Archäologen aus der ganzen Welt wieder entdeckt und dem Vergessen entrissen. Ihr Vermächtnis lebt in spektakulärer Weise an so bekannten

Die Medizin in der Tradition der Maya betrachtet den Menschen eingebunden in die Natur, sieht ihn als ein ganzheitliches Wesen von Körper, Geist und Seele. Sicher ist, dass die Maya-Nachfahren noch heute altbewährte Arzneipflanzen aus dem Dschungel als wirksame Medikamente nutzen.

Wie wandten die Maya ihre Arzneipflanzen an? Nur eine von vielen Fragen an die Maya-Forscher. Anscheinend waren die Maya immer sehr große Mediziner gewesen, denn ihre alten Schriften beschäftigen sich vorwiegend mit Heilkunst.

Orten wie Bonampak, Chichén Itzá, Copán, Palenque, Tikal, Tulum und Uxmal und in den etwa sieben Millionen Nachkommen der klassischen Maya-Zivilisation weiter.

Uraltes Heilwissen

Die Nachkommen der Maya praktizieren die traditionelle Medizin nach ihrem überlieferten Gesundheitsbegriff. In der Erkenntnis der Maya ist Gesundheit nicht nur die Abwesenheit von Krankheit; Gesundheit bedeutet Gleichgewicht zwischen dem Einzelnen und seiner Familie, seiner Dorfgemeinschaft, der Natur und den Geistern der Ahnen. Ist er in Harmonie, bleibt er auf physischer, mentaler und sozialer Ebene gesund. Herrscht ein Ungleichgewicht, ist der Mensch krank. Man betrachtet Krankheit nicht als etwas Schlechtes an sich. Sie wird vielmehr als Hinweis gewertet, dass in den Beziehungen zwischen dem Menschen und seiner Umgebung etwas nicht stimmt. Die Gesundheit einer Person äußert sich auch in der Beziehung, die er zu sich selbst hat – wie zum Beispiel in der Sorgfalt, mit der er mit sich umgeht.

Ist jemand beispielsweise aufsässig, wird er krank, da er das Gleichgewicht mit dem Kosmos verloren hat. Nach dem ganzheitlichen Maya-Konzept werden alle Elemente berücksichtigt, die eine Krankheit verursachen können. Dabei werden stets Körper und Seele einbezogen. In dieser Tradition geht es deshalb nicht nur darum, die Krankheit schnellstmöglich zu behandeln. Für die Nachkommen der Maya stehen bis heute die spirituelle und die geistige Gesundheit in einem engen Zusammenhang. Ohne spirituelle Gesundheit gibt es keine geistige Gesundheit.

Heiler und Heilmethoden

Hat das medizinische Wissen der alten Priesterärzte in den Gärten der heutigen Maya die Jahrtausende überdauert? Zwar sind chemisch hergestellte Arzneimittel heute auch in Mexiko überall erhältlich, sie sind aber für die Einheimischen meistens viel zu teuer. Deswegen konsultiert man bei Leiden aller Art einen Heiler. In den Städten gilt es als altmodisch, zu einem Heiler zu gehen, und so wird die traditionelle Medizin überwiegend von der Landbevölkerung genutzt. Doch das hat auch geografische Gründe: Da viele Maya-Dörfer nur über Feldwege mit der Außenwelt verbunden sind, blieb hier das alte Heilwissen durch mündliche Überlieferung erhalten.

Wer gesundheitliche Probleme hat, seien sie chronisch oder akut, geht zum Volksheiler oder Schamanen – dem »Ilol« in der Indiosprache bzw. »Curandero« auf Spanisch. In der Maya-Tradition ist der Ilol geistiger Führer und zugleich Medizinmann. Er leitet sowohl die religiösen Zeremonien als auch die der Heilung von Körper und Seele. Diese Naturheiler sind als Mediziner ohne fachliche Ausbildung in der Lage, Krankheiten zu diagnostizieren und zu heilen. Die moderne Medizin kann ihr Wissen nicht verleugnen, und nach wie vor vertrauen viele Indios auf die Kraft der alten Heilpflanzen sowie die

Erfahrung ihrer Naturheiler. Gründe, weshalb Heiler aufgesucht werden, sind jedoch nicht immer nur physischer Natur, sondern können auch psychischer Natur sein. So kann der Anlass für eine Konsultation zum Beispiel auch die Angst vor dem Verlust der Seele, einer Verhexung, eine Besetzung durch einen »bösen Geist«, den »bösen Blick« oder Wut sein. Diese Zustände, die nach dem traditionellen Verständnis der Indiobevölkerung auf den Unmut der Götter zurückzuführen sind, zerstören das Gleichgewicht zwischen Körper und Seele und lösen dadurch physische Krankheiten aus.

Bis heute praktizieren viele traditionelle Heiler nach unterschiedlichen Behandlungsmethoden. Manche konzentrieren sich auf ein spezielles Gebiet der Heilung. Einige verbinden pflanzliche Mixturen mit magischen Beschwörungsformeln, andere nutzen ihren Hausgarten als günstige Apotheke. Sie arbeiten mit Pflanzenheilkunde, Pulsdiagnose, Gebeten, spirituellen Reinigungsritualen oder so genannten »Temazcal-Bädern«: Dies ist eine Art Dampfbad in einer Schwitzhütte kombiniert mit bestimmten uralten Ritualen. In Palenque fand man ein solches Schwitzbad im Bad der Königin. Über diese Saunen in den Schweiß treibenden, feuchtheißen Tropen wird viel spekuliert. Vermutlich wurden sie für rituelle Handlungen genutzt, vielleicht auch für medizinische. Half der heiße Dampf bei der Behandlung von Hautkrankheiten? Konnten Erkrankungen wie Syphilis durch hohe Temperaturen geheilt werden?

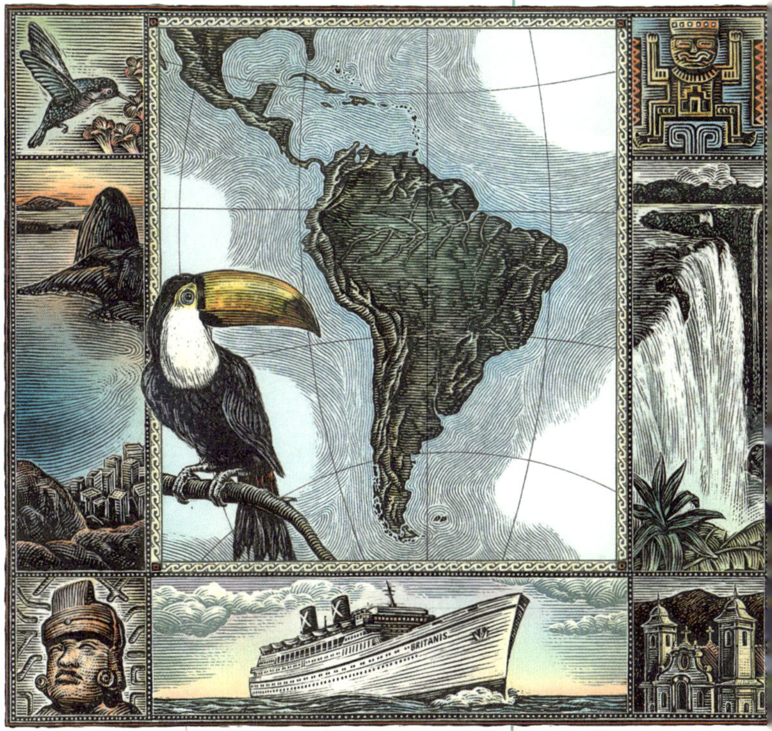

Mit dem uralten Heilwissen der Maya eintauchen in ein exotisches Universum.

Die grüne Apotheke

Zu den verwunschensten und berühmtesten Maya-Siedlungen zählt die Ruinenstätte Palenque, eine antike Maya-Stadt im Norden des mexikanischen Bundesstaates Chiapas am Fluss Usumacinta. Dieser Ort war bereits seit dem vierten Jahrhundert vor Christus nachweislich besiedelt. Unweit

In vielen Maya-Dörfern blieb das Heilwissen um die Wirkung der Pflanzen durch mündliche Überlieferung erhalten. Es wurde von Großeltern an die Enkel weitergegeben, und diese vererbten es ihren Kindern.

der alten Paläste finden Forscher immer wieder zahlreiche Heilpflanzen. Die Maya verfügten über tausendjährige Erfahrung im Gebrauch von Kräutern und Medikamenten, die daraus gewonnen wurden. Sie kannten auch ohne Hightech schon vor Jahrhunderten die erstaunliche Heilwirkung mancher Pflanze und wussten das grüne Gold des Regenwaldes zu schätzen. Noch heute nutzen ihre Nachfahren Arzneipflanzen aus dem Dschungel als wirksame Medizin.
In der mexikanischen Populärmedizin soll es bis zu 5000 Pflanzen geben, die heilende Wirkung haben. Allerdings wurden nur in wenigen Orten im vormaligen Maya-Gebiet wissenschaftlich exakte Erhebungen durchgeführt. Dabei müssen auch stets die medizinischen Vorstellungen der Maya in Betracht gezogen werden: Viele Heilpflanzen sollen gegen Beschwerden helfen, die ein moderner Arzt von heute überhaupt nicht kennt. Ganz selbstverständlich nutzen also die Indianer bei Krankheiten Pflanzen aus dem Regenwald, ihrer grünen Apotheke.
Heute sind etwa 30000 verschiedene Pflanzenarten in Mexiko wissenschaftlich erfasst, viel mehr als in Europa. Und immer wieder entdeckt man neue.

Der Mensch im Mittelpunkt

Welche Mittel standen den Mayas zur Verfügung? Wie verhielten sie sich gegenüber Kranken? Gab es medizinische Einrichtungen? Die Medizin der Maya betrachtet den Menschen eingebunden in die Natur. Oft wachsen die Heilpflanzen nicht nur in der Nähe von Ruinen, sondern in unmittelbarer Nähe der heutigen Maya-Dörfer: Ackerschachtelhalm, Aloe, Bejuco de Hombre (Menschenliane), Epazote (mexikanisches Teekraut), Kawa-Kawa (Rauschpfeffer), Stinktierwurzel, Yamswurzel oder Zitronengras sind nur einige der typischen Heilpflanzen aus der Naturapotheke der Maya.
Traditionell nutzt man noch heute bei Durchfall und Magenentzündungen die Früchte der Kaulotte, der Guazuma ulmifolia. Forscher vermuten, dass diese Pflanze auch eine Heilpflanze der alten Maya gewesen sein könnte. In Gebäudeüberresten wurde auf überwucherten alten Stufen die Pflanze Dorstenia contrajerva entdeckt. Sie ist zwar bislang noch nicht auf ihre Wirkstoffe untersucht, soll aber bei Schlangenbissen helfen. Auch der Baum Palo Mulato wird von den Heilern als Medizin genutzt. Er ist sehr reich an ätherischem Öl. Aus seiner aromatischen Rinde stellt man einen Aufguss für ein spezielles Nierenmittel her. In Form eines Tees nutzt man ihn außerdem als Fiebermittel und gegen Husten. In der rituellen Anwendung umarmen die Einheimischen den Baum, denn dies soll den Körper kühlen.
Die Gärten in den abgelegenen Maya-Dörfern sind also die reinsten Apotheken. Majorga, Pedilanthus Tithymaloides, das »Rückgrat des Teufels« bzw. die Schuhblüte, ist giftig, wird aber gegen Kopfschmerzen verwendet. Eine andere Pflanze soll sogar Krebserkran-

kungen vorbeugen. Die Wirkungen sind bis heute jedoch nur in den seltensten Fällen wissenschaftlich belegt. Es gibt allerdings auch Heilpflanzen, vor denen gewarnt werden muss.

Es kommt natürlich immer auf die Dosierung an, doch einige Pflanzen können schon bei geringster Überdosierung tödlich wirken.

Die Aloe in der Heilkunst der Maya

Woher weiß man heutzutage, wie die Maya die Aloe eingesetzt haben? Die Spanier vertrieben in der frühen Kolonialzeit die Nachfahren des Adels und der Maya-Ärzte aus den Städten.

Wenn es schriftliche Überlieferungen gab, dann sind sie der großen Bücherverbrennung des Diego de Landa (1524–1579) zum Opfer gefallen, die fast die gesamte auf Rindenpapier geschriebene Überlieferung der Maya vernichtete. Da Aufzeichnungen im feuchtschwülen Klima ohnehin schnell vermoderten, gaben die Nachfahren ihr Wissen zusätzlich mündlich von Generation zu Generation weiter.

1893 erschien zum Beispiel ein ethnologisches Kompendium »Die Medicin der Naturvölker«. Der Verfasser Max Bartels (1843–1904) hat darin die Quellen über die Medizin der Ureinwohner Amerikas erstmals systematisch ausgewertet. Um eine Vorstellung der medizinischen Begriffe, Kenntnisse und Diagnostik der Naturvölker zu erlangen, ging Bartels in 15 Kapiteln auf deren Dämonologie, den Wortlaut ihrer Beschwörungen, ihre homöopathischen Behandlungsmethoden, medikamentösen Getränke, Massagen, Wasserkuren, Speiseverbote und Reinigungsgesetze sowie ihre Feste und Tänze ein. In diesem Kompendium erfährt man, dass die Aloe den Maya-Indianern zur Behandlung der unterschiedlichsten Leiden diente. Von Verbrennungen, Nieren- und Blaseninfektionen und Prostataentzündungen ist die Rede und vom Einsatz als hochwirksames Insekten-

Die heutigen Mayas finden Orientierung bei ihren ursprünglichen Werten. Dadurch existiert eine Vielfalt an Erfahrungen und traditionellen Praktiken. Darauf wird die moderne Welt aufmerksam und begreift das enorme Wissenspotenzial über pflanzliche Wirkstoffe. Höchst interessant für die heutige Hightech-Medizin!

Nicht nur für die Maya war die Aloe eine Pflanze voller Geheimnisse. Alte Überlieferungen behaupten sogar, dass sie sagenhaften Ursprungs sei und aus dem versunkenen Atlantis stamme.

schutzmittel. Sie rieben ihre Körper komplett mit verdünntem Aloe-vera-Saft ein, um bei ihren beschwerlichen Wanderungen im tropischen Regenwald vor Insekten geschützt zu sein. Diese besondere insektenabweisende Eigenschaft der Aloe wurde später von den Indianern auch dazu genutzt, insektenanfällige Materialien, wie zum Beispiel Holz, mit dem Saft der Aloe vera zu imprägnieren. So blieben diese lange Jahre unbeschädigt. Sie priesen auch ihre lebensverlängernde Eigenschaften. Die Maya-Indianer gaben dem hochwirksamen Saft der Wüstenlilie den Namen »Quelle der Jugend«. Die entsprechende Legende erzählt von einer Quelle, die inmitten von Aloe-vera-Pflanzen entspringt. Derjenige, der ein Bad in diesem Jungbrunnen nimmt, soll verjüngt und gekräftigt daraus entsteigen. Man nimmt heute an, dass das, was die Mayas im Zusammenhang mit der Aloe als Gesundheitswächter bezeichneten, der Hauptverantwortliche für die Heilwirkung der Aloe ist: die Aloverose, die Wirksubstanz der Aloe. Ihre molekulare Form ist außergewöhnlich und so nur in der Aloe vera barbadensis Miller enthalten.
Erste Ergebnisse belegen heute, dass die Heilkunst der Maya nachprüfbare Ergebnisse erzielen kann. Doch der überwiegende Teil des Schatzes um das verschollene Heilwissen der Maya wartet noch immer darauf, aus dem Verborgenen ans Licht gehoben zu werden.

Aloe und die frühen Hochkulturen

Nicht nur die Maya-Indianer wussten die Heilkraft der Aloe zu nutzen. Die frühesten Funde, die ihre medizinischen Eigenschaften betreffen, stammen von den Sumerern. Schon vor 4000 Jahren bezeichneten sie die Aloe vera als die wichtigste Heilpflanze, vor allem als Abführmittel. Sie verbanden die medizinische Verwendung der Aloe mit religiösen Vorstellungen und sahen sie als Geschenk der Götter.

In Altägypten schmückte man seine Eingangstüre mit einem Aloe-Blatt, dessen Wurzel nach oben zeigte. Man verwendete sie als Hochzeitpräsent oder Geschenk zur Geschäftseröffnung. Als »Blut der Götter« galt sie den Priestern des Pharaos als Symbol der Erneuerung des Lebens und der Unvergänglichkeit. Sie nutzten die »Pflanze der Unsterblichkeit« zusammen mit Myrrhe zur Einbalsamierung der Toten und als Grabbeigabe. Wer Aloe vera verwendete, strebte nach Schönheit. Kleopatra VII., die Große (69–30 v. Chr.), und Nofretete (14. Jh. v. Chr.) nutzten ihren Saft zur Hautpflege. Kleopatra verwendete angeblich auch ein Pulver aus getrockneter Aloe vera für strahlende Augen. Erstmals schriftlich in ägyptischen Dokumenten erwähnt wird die Aloe im »Papyrus Ebers«, einem Heilmittelbuch von etwa 1550 vor Christus In dieser Schriftrolle beschreiben zwölf Rezepte verschiedene innere und äußere Aloe-Anwendungen.

Aloe in der Antike

Die Kultur- und Handelsbeziehungen mit dem ägyptischen Reich brachten die Aloe auf den europäischen Kontinent. 500 vor Christus gab es auf der Insel Sokotra am östlichen Horn von Afrika riesige Aloe-Pflanzungen von hoher Qualität. Sie war zu jener Zeit das Zentrum des Anbaus, der Weiterverarbeitung und des Handels der Pflanze. Der griechische Philosoph Aristoteles (384–322 v. Chr.), Lehrer des jungen Alexander des Großen (356–323 v. Chr.), soll seinen Schüler dazu gedrängt haben, Sokotra zu erobern, um in den Besitz der Aloe-Haine zu kommen. Dieser ließ die Aloe in Wagen pflanzen. So konnte er frische Saftvorräte auf seinen Feldzügen für die Verletzungen der Krieger mit sich führen. Auch Hippokrates (460–370 v. Chr.) empfahl die Aloe vera bei Haarausfall, schlecht heilenden Geschwüren oder Magen-Darm-Beschwerden.

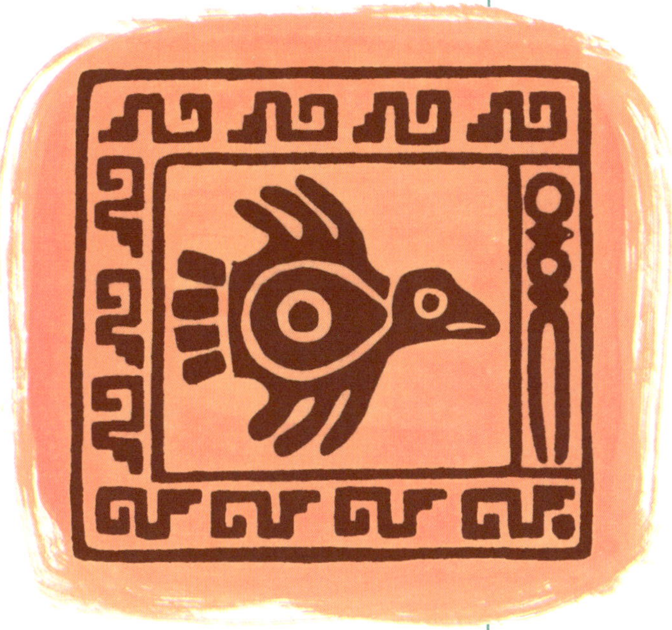

Auch die Römer nutzten die umfangreichen Erfahrungen der Ägypter und Griechen mit der wohltuenden Wirkung der Aloe-vera-Pflanze. Plinius der Ältere (um 23–79 n. Chr.) geht in seiner großen Enzyklopädie der Naturgeschichte »Naturalis historia« auf die Aloe-Pflanze ein. Er lobt ihren Saft zur Behandlung von Körperschweiß. Die gekochten Wurzeln sollten Entzündungen Leprakranker lindern. Aulus Cornelius Celsus (25 v. Chr–50 n. Chr.) schuf mit den »Artes« das umfassendste Kompendium antiken Wissens. Er preist die Aloe als wirksames Abführmittel. Im ersten Jahrhundert nach Christus empfiehlt der griechische Militärarzt in römischen Diensten Dioskurides (um 40–90 n. Chr.) Aloe als Universalmittel. In seinem Werk »De materia medica« (Über medizinische Substanzen) beschreibt er den Nutzen ihres Saftes bei Zahnfleischentzündung, Gelenkschmerzen, Juckreiz, Sonnenbrand, Akne und Haarausfall.

Die Araber entwickelten die erste Methode zur Herstellung von Aloe-Extrakten, so dass sie über große Entfernungen damit handeln konnten. Der Saft wurde aus den Blättern gepresst, in Ziegenhäute gefüllt und sonnengetrocknet. Jetzt war es den arabischen Händlern möglich, Aloe in die ganze ihnen bekannte Welt zu exportieren.

Die Aloe in Asien und Arabien

Dokumente aus der chinesischen Medizin berichten ab dem siebten Jahrhundert nach Christus von Heilerfolgen bei akuter oder chronischer Sinusitis, bei durch Parasiten verursachtem Fieber oder Krämpfen bei Kindern. Die hornigen Randstacheln der Aloe-Blätter symbolisierten für die chinesischen Kaiser die heiligen Nägel der Gottheit. In China heißt die Aloe »Lu-hui« (schwarzer Niederschlag) und »Hsiang-tqan« (Elefantengalle – wegen ihres bitteren Geschmacks). Auch das offizielle chinesische Arzneibuch von Li Shih-Shen (1518–1593) zählt die Aloe zu den Pflanzen mit den größten Heilkräften und nennt sie das »Mittel zur Harmonie«. Bereits 600 vor Christus nutzten indische Heilkundige die Aloe. In der traditionellen Heilkunst Ayurveda wird ihre ausgleichende Wirkung sehr geschätzt und bei Menstruationsbeschwerden, zur Kreislaufstabilisation oder bei Hautirritationen eingesetzt. Die Aloe gilt als Verjüngungsmittel. Vermutlich heißt sie deshalb auf Sanskrit »Ghrita kumari«. »Kumari« bedeutet Mädchen. Man glaubte, dass die Pflanzenheilkunde den Frauen die Energie der Jugend verleiht und von regenerierender Wirkung für die weibliche Natur ist.

Im Islam ist die Aloe Symbol vollkommenen Glücks. Man hängt sie an die Haustür, um böse Geister abzuwehren. Aloe vera war dort immer ein hervorragendes Mittel gegen Entzündungsschmerz, Augengeschwüre, Melancholie und andere medizinische Probleme.

In Europa und der Neuen Welt

Der Sage nach soll die Aloe aus Jerusalem nach Nordeuropa gekommen sein. Die Kreuzzüge trugen zu ihrer weiteren Verbreitung bei. Ihren Einzug in die englische Medizin hielt die Aloe als Pulver um 1400; sie wurde als Abführmittel bzw. zur Behandlung von Wunden und Geschwüren eingesetzt. Von England aus verbreitete sie sich in Europa – besonders in Spanien, Portugal und Italien, wo sie auch heimisch wurde. Um 1000 bis 1300 war die Aloe vera ein überall in Europa geschätztes Heilmittel.

Die Klostermedizin empfiehlt sie gegen Verstopfung und zur Wundbehandlung. Hildegard von Bingen (1098–1179) schildert sie als hilfreich bei Gelbsucht, Migräne und Würmern. Bei Philippus Aureolus Paracelsus (1493–1541) bildet die Aloe einen Hauptbestandteil seines »Elixir ad longam vitam« (Elixier zum langen Leben) und einer Tinktur aus Aloe, Myrrhe und Safran, dem »Elixir proprietatis Paracelsi«. Der deutsche Botaniker Leonhard Fuchs (1501–1566) beschrieb in seinem »New Kreüterbuch« von 1543 auch die Aloe: Sie würde etwa mit Honig eingenommen den Magen reinigen. Aloe-Saft mit Rosenöl und Essig vermischt und auf Stirn und Schläfen aufgetragen, lindere Kopfschmerzen.

Als Christoph Kolumbus 1492 den amerikanischen Kontinent betrat, hatte er Aloe in Blumentöpfen an Bord für die Wunden seiner Besatzung.

Aloe in der modernen Medizin

Im 17. Jahrhundert verwendete man die Aloe vera in unseren Regionen nur als Abführmittel. Sebastian Kneipp (1821–1897) wies später in seinem Werk »Meine Wasserkur« auf die Aloe als Naturheilmittel hin. Das Schicksal vieler alter Heilmittel – verlacht, verspottet und von der Schulmedizin fast vergessen zu werden – ereilte auch die Aloe. Trotzdem blieb sie als »Küchen-Aloe« bis zum Ersten Weltkrieg ein beliebtes Hausmittel. Noch heute gilt sie als »Erste-Hilfe-Pflanze« bei Verbrennungen und Hautverletzungen. 1934 veröffentlichten Dr. C. S. Collins und sein Sohn Creston in den USA eine Aufsehen erregende Studie: Sie hatten ein Mittel gesucht, um die Hautschäden, die das damalige Röntgenverfahren mit sich brachte, zu minimieren. Mit Kompressen aus dem Aloe-Frischblattfilet bzw. einer Salbe aus Aloe-Saft und Gel erzielten sie große Heilerfolge.

Der russische Augenarzt Wladimir Petrowitsch Filatow (1875–1956) entdeckte die Wirkung des Aloe-Blätter-Extraktes in der Behandlung von Augenerkrankungen. Daraus entwickelte er das Verfahren der Biostimulation zur Heilung von grauem und grünem Star. Abgeschnittene Blätter der Kap-Aloe, die zehn Tage in Dunkelheit bei zwei bis drei Grad gelagert wurden, organisierten sich biochemisch neu und mobilisierten ihre ganze Reserve an Lebenskraft. Filatow nahm zu Recht an, dass sich durch die Lagerung in den Aloe-Blättern aktive, enzymähnliche Substanzen mit starker Heilwirkung bilden. Er zerkleinerte und presste die gelagerten Blätter. Nachdem dieser Saft biogen stimulierter Aloe-Blätter subkutan gespritzt wurde, zeigten sich erstaunliche Verbesserungen von Augenschäden. 1987 wurde sein Verfahren patentrechtlich geschützt; es wird seitdem europaweit praktiziert.

Der schwedische Mediziner Dr. Klaus Samst, auch Dr. Yernest, entwickelte einen Schwedenbitter vermutlich nach einem Rezept von Paracelsus. Er meinte: »Täglich des Morgens sieben bis acht Tropfen dieses Heilmittels in Wein, Tee oder Bouillon genommen und man lebt lange ... Das Wunderbare daran ist, dass dieses Mittel für alles gut ist«.

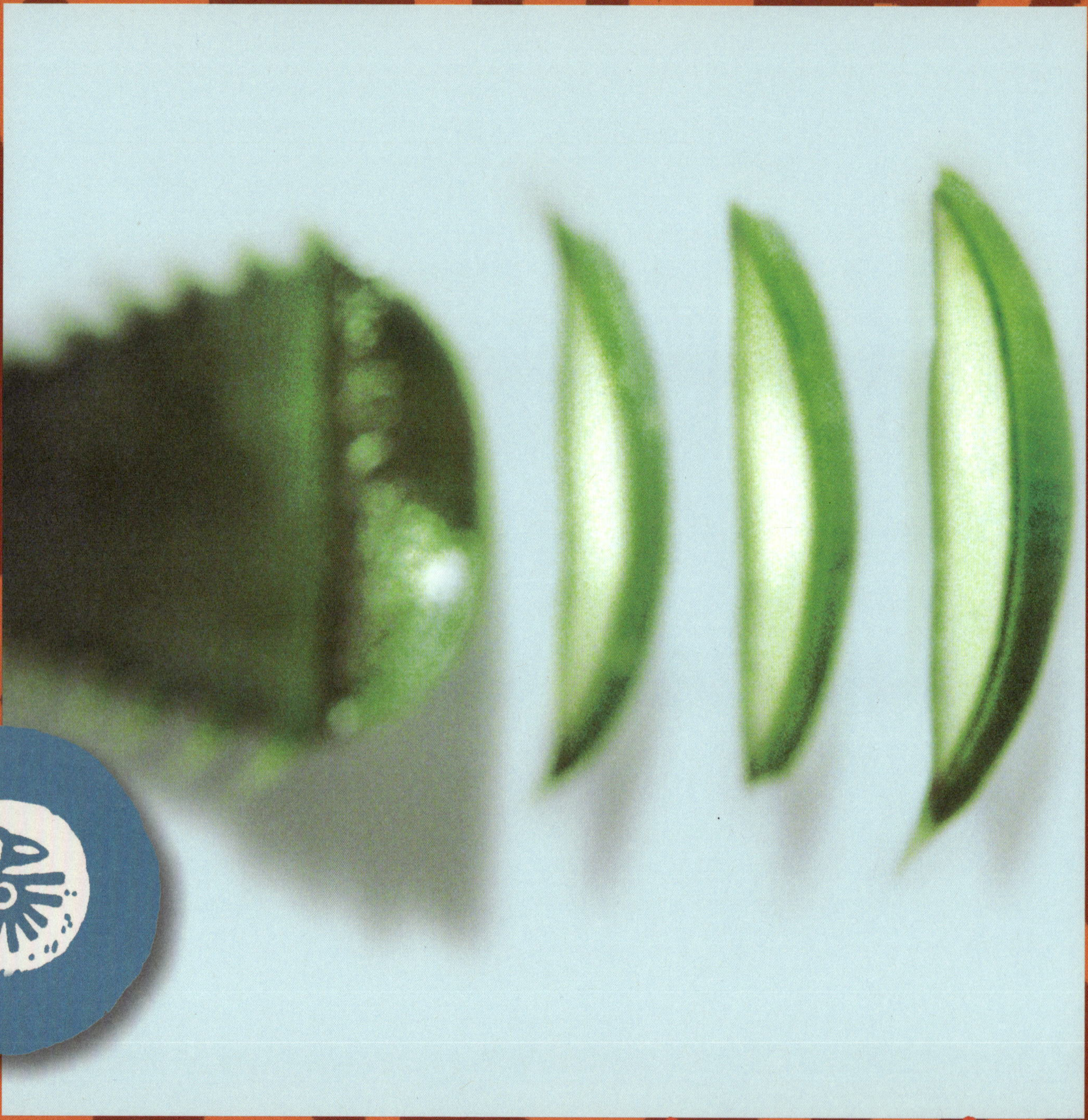

Die Pflanze Aloe vera entdecken

Das ist die Aloe vera – ein Pflanzenporträt

Früher fand man im Sommer in fast jedem Bauerngarten einen Pflanztrog mit einer Aloe. Verletzte oder verbrannte sich jemand, schnitt die Bäuerin ein Blattstück ab und kühlte mit dem Saft die Wunde. Mehr brauchte man nicht zu wissen. Dabei lohnt sich ein genauer Blick ungemein.

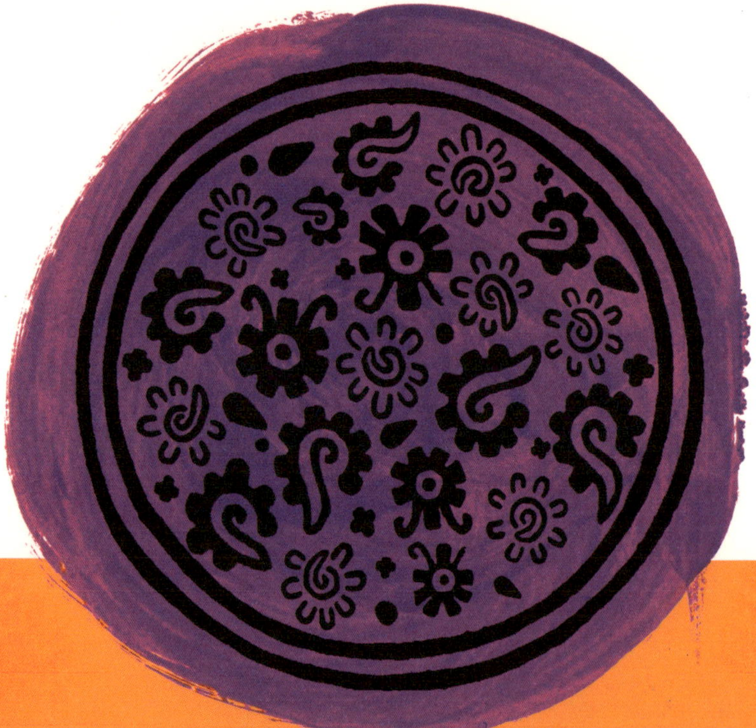

Die Aloe und ihre Familienbande

Knoblauch, Bärlauch, Küchenzwiebel, Herbstzeitlose, Tigerlilie, Maiglöckchen und Spargel: Eine interessante Verwandtschaft hat die Aloe vera, das muss man ihr lassen. In der Literatur findet sich immer wieder die Bemerkung, die Aloe vera würde einem Kaktus ähnlich sehen. Das ist nicht richtig. Kakteen haben meistens eine Kugel- oder Säulenform, was man von einer Aloe vera wahrlich nicht sagen kann. Bestenfalls könnte eine Ähnlichkeit mit der Agave festgestellt werden. (Die bekannte hundertjährige Aloe ist zum Beispiel gar keine Aloe, sondern eine Agave.) Allerdings sind beide Pflanzen gut zu unterscheiden, wenn man sie zur Blütezeit vergleicht: Die Agave stirbt nach der Blüte. Die Aloe stirbt keineswegs, sondern wächst munter weiter. Also ist die Aloe vera kein Kaktus. Was ist sie dann? Sie ist ein Liliengewächs und gehört wie das oben aufgeführte bunte Völkchen zur großen Familie der Lilien, der Liliaceae.

Die vielen Namen der Aloe vera

Die »wahre« Aloe ist zudem ein Kind mit verschiedenen Namen: Aloe vera, Echte Aloe oder Aloe vera Linné, nach dem berühmten schwedischen Naturforscher Carl von Linné, der die anspruchslose Pflanze als Erster beschrieben hat. Manchmal findet man sie mit dem Zusatznamen Miller als Aloe barbadensis Miller, nach dem englischen Botaniker Philip Miller, der die nach ihrer vermuteten Heimat benannte »Barbados-Aloe« erstmals beschrieb. Wie kommt das? In der wissenschaftlichen Lehre der Namen (Nomenklatur) gilt der Name als der gültige, der zuerst veröffentlicht wurde. Im Falle der Aloe vera gab es nach der gültigen Beschreibung durch Linné später eine ganze Reihe von Neubeschreibungen. Unter anderen eben auch die der Aloe barbadensis. Fazit: All diese Varianten sind Synonyme für »Aloe vera« und bezeichnen dieselbe Pflanze.

Die Aloe ist in vielen Sprachen zu Hause und es gibt auch eine ganze Menge an volkstümlichen Bezeichnungen für sie in anderen Sprachen: »Sinkle bible« oder »Medicinal aloe« im Englischen, »Laloi« oder »Sempervive« auf Französisch, »Sábila« auf Spanisch, »Sabbara« bzw. »Saber« im Arabischen ...

Kaum eine andere Pflanze wurde in den letzten Jahren so populär wie die Aloe vera. Sie verdankt diese Berühmtheit speziell ihrem Saft und einer gallertartigen Substanz unter der Blattoberfläche.

Andere Aloe-Arten werden zum Beispiel nach ihrem Handelsort benannt wie die Uganda-Aloe, die Natal-Aloe oder die Sansibar-Aloe. Von den in der Weltbotanik bekannten 400 verschiedenen Arten aus der Pflanzengattung Aloe verfügt die wahre Aloe »Aloe barbadensis Miller« nachweislich über eine positive Wirkung auf Haut und Organismus.

Die meisten Aloe-Arten sind ursprünglich im südlichen Afrika beheimatet. Heutzutage findet man sie aber in allen heißen und trockenen Breiten der Erde von Indien bis Florida. In Europa werden sie überwiegend auf den Kanaren kultiviert. Als die medizinisch hochwertigste Aloe gilt die »Aloe arborescens Miller«, deren heilende Substanzen sich als sehr wirksam erwiesen haben. Sie ist außerordentlich saftig und für den Menschen am besten verträglich. Belegte Heilwirkungen besitzen außerdem die Aloe capensis, die Aloe saponaria und die Aloe socotrina.

Das Geheimnis ihrer Blätter

Was den Menschen seit fünf Jahrtausenden als »Gottes Wunder« bekannt ist, sind nichts anderes als die großen Feuchtigkeitsreservate, die die Aloe vera in ihren Blättern entwickelt hat. Diese dicken, fleischigen Blätter sind zwischen 40 und 50 Zentimeter lang, an ihrer Basis zwischen sechs und sieben Zentimeter breit und durchschnittlich 750 Gramm schwer. Sie weisen die Aloe vera als Blattsukkulente aus, eine hauptsächlich in trockenen Gebieten vorkommende Pflanze, die in ihren Blättern besondere, wasserspeichernde Gewebe enthält. An der Oberseite sind die Blätter konkav nach innen gewölbt geformt, graugrün mit häufig roter Färbung. Bei jüngeren Pflanzen sind die Blätter mit vielen weißen Punkten übersät, die mit zunehmendem Alter verschwinden. Die Unterseite der Blätter wölbt sich konvex nach außen. Eine zart rosa Kante am Blattrand weist zwei Millimeter lange, blasse und dornige Zähne im Abstand von 10 bis 20 Millimeter auf – gegen Schädlinge ist die Aloe vera gut gewappnet. Nur ältere Pflanzen bilden einen höheren Stamm, bei jüngeren Pflanzen ist er gestaucht und etwa 40 Zentimeter hoch. Die Blätter sind relativ dicht am Boden und rosettenförmig am Aloe-Stamm angeordnet. Bei Regen breiten sie sich blütenblattartig auseinander, um möglichst viel Wasser aufnehmen zu können. Bei Trockenheit umgeben sie dicht und hoch aufgerichtet den Stamm. Mithilfe kleiner Stomata, winziger Spaltöffnungen auf der Oberfläche des Pflanzenblattes, reguliert die Aloe ihren Wasserhaushalt. Die ledrige Haut beschränkt Feuchtigkeitsverluste auf ein Minimum.

Betrachtet man das Aloe-Blatt im Querschnitt, sind drei unterschiedliche Schichten zu erkennen: Die äußere Blattschicht oder Rinde ist ledrig graugrün und schützt die Pflanze vor äußeren Einflüssen. Die darunter liegende faserige Schicht ist für den Flüssigkeitshaushalt der Pflanze zuständig. Außerdem beherbergt sie Sekretzellen, die einen harzigen Saft aussondern, der unter anderem Aloine mit bitterem Geschmack enthält. Begeht ein Tier den Fehler und nagt eine Aloe an, kommt es mit den darin enthaltenen Bitterstoffen in Berührung, die an Zunge und Lippen reizen. Die innerste Schicht des Aloe-vera-Blattes ist die so genannte Mesenchymschicht, bestehend aus einem durchsichtigen, schleimigen Gel, das rötlich oxidiert. Dieses wertvolle Filet oder Mark ist der eigentliche Flüssigkeitsspender, denn es besteht zu 96 Prozent aus Wasser. Damit kann die Aloe vera auch lange Trockenzeiten relativ unbeschadet überstehen.

Die Aloe hat es in sich

Das Interesse an der alten Heilpflanze Aloe vera hat in den vergangenen Jahren ständig zugenommen. Weshalb diese Popularität? Zu verdanken hat sie ihre Berühmtheit hauptsächlich einer gallertartigen, leicht bitter schmeckenden Gelsubstanz unter der harten Blattoberfläche und ihrem Saft. Denn man braucht nur eines der länglichen Blätter abzubrechen, schon fließt unten weißlicher, dicker, schleimiger Saft heraus. In ihm stecken all die wunderbaren Stoffe, die seit der Antike bis zum heutigen Tag medizinisch bedeutend sind.

Beobachten Sie doch einmal die erstaunlichen Selbstheilungskräfte der Aloe vera: Ritzen Sie eines der stachligen Blätter an oder schneiden Sie mit einem Messer hinein. Zunächst tritt ein wenig Saft aus der verletzten Stelle. Einige Minuten später verfestigt sich dieser Saft zu einer Haut. Nach kurzer Zeit hat sich diese Haut so gefestigt, dass die Verletzung so gut wie nicht mehr erkennbar ist – und dies ist das Geheimnis ihres Erfolges. Das Blatt der Aloe vera vereint symbolisch ihre wesentlichen Eigenschaften für den Menschen: Sie kann abwehren und sie kann heilen.

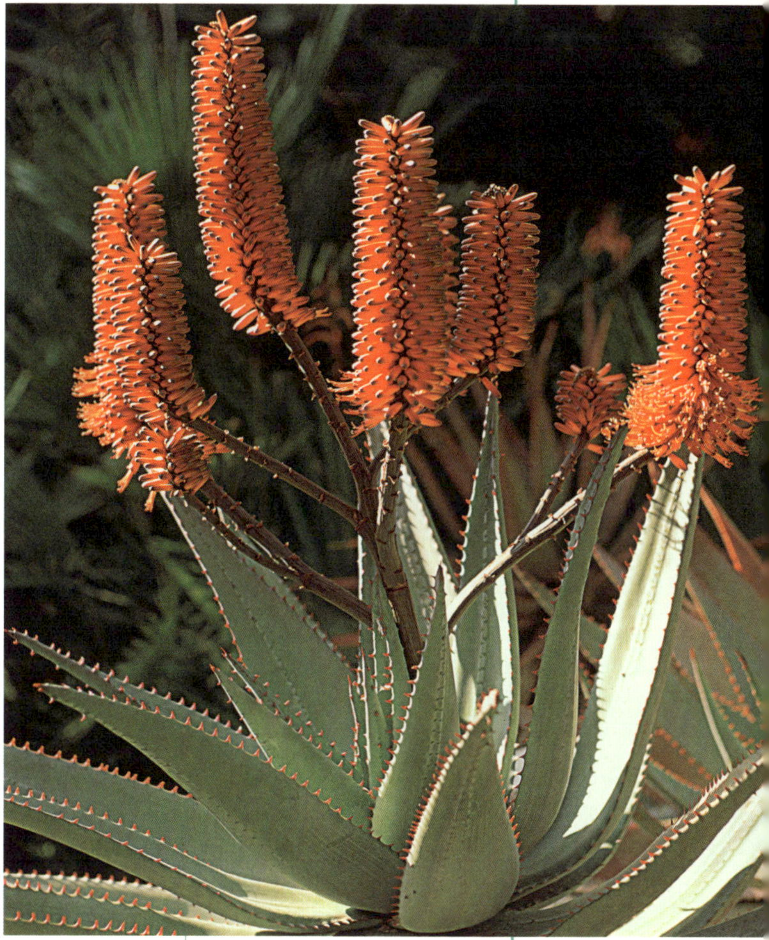

Die Blüten sind traubenartig geordnet und meistens orange, obwohl es auch andere Farbvarianten gibt.

Aloe-Kosmetik ist im Trend. Ein auf den Hauttyp abgestimmtes hochwertiges Produkt kann die Haut schützen und pflegen. Achten Sie aber auf die Inhaltsstoffe: Je mehr Aloe enthalten ist, desto besser.

Der Ausfluss von abgeschnittenen Blättern enthält jedoch nur einen Teil der Aloe-Wirkstoffe. Will man die wertvollen Substanzen in ihrer Gesamtheit bekommen, die die Aloe für Schönheit und Gesundheit zu bieten hat, muss man das von Hand herausgeschälte Blattmark bzw. Blattgel verwenden. In diesem durchsichtigen Blattmark haben Wissenschaftler mittlerweile zahlreiche Wirkstoffe nachgewiesen, unter anderem Vitamine, Mineralstoffe, Enzyme, Aminosäuren und essenzielle Fettsäuren. Im Kapitel »Doktor Aloe« (Seite 49–83) erfahren Sie alles Wissenswerte über diese Inhalts- und Wirkstoffe der Aloe vera und was sie für uns Menschen bedeuten. Die Aloe-vera-Anhänger schätzen zum Beispiel die hautpflegende Wirkung des Blattgels und die positiven Effekte der rund 250 Inhaltsstoffe auf die Schleimhäute, vor allem im Bereich von Mund, Rachen und Darm.

Die prachtvolle Blüte der Aloe vera

In der Regel erreicht die Aloe-vera-Pflanze eine Höhe von 60 bis 90 Zentimetern. Bis die Wirkkraft in den Blättern voll entfaltet ist, dauert es vier bis fünf Jahre.
Die Aloe-vera-Pflanze kann 10 bis 15 Jahre alt werden. Im Alter von mehreren Jahren bildet die Aloe Blütenstände. Im Unterschied zu den ähnlich aussehenden Agaven blüht die Aloe vera nicht nur einmal in ihrem Leben, sondern jedes Jahr. Von Frühjahrsbeginn bis Anfang Juni steht sie in voller Pracht und schmückt sich mit auffälligen orangegelben Blüten. Der von Hochblättern umgebene Blütenstand, der aus der Mitte der Pflanze herauswächst, kann 60 bis 100 Zentimeter hoch werden und ist ein- bis zweimal verzweigt. Daran sitzen dicht und zylindrisch die Blütentrauben, die sich nach oben verjüngen. Die abschließende Traube wird bis zu 40 Zentimeter lang, die unteren Trauben sind etwas kürzer. Die Tragblätter sind fast weiß. Bei den Blüten gibt es viele Farbvarianten. Je nach Aloe-Art sind sie grünlich weiß, orange oder leuchtend rot. Die Blüten der Aloe vera sind gelb und drei Zentimeter lang. Sie werden häufig von Honigvögeln bestäubt. Da immer nur wenige Einzelblüten an einer Pflanze zur selben Zeit geöffnet sind, sind die Nektarsammler gezwungen, mehrere Pflanzen anzufliegen. Das fördert die Fremdbestäubung.
Später im Jahr öffnet sich die reife Frucht der Aloe vera, eine dreifächige, aufspringende Spaltkapsel. Der Wind verstreut ihre Samen, die dann zu neuen Aloe-Pflanzen werden. Außerdem kann die Aloe zahlreiche Adventivsprosse bilden, mit denen sie sich auch vegetativ vermehrt. Darüber erfahren Sie mehr ab Seite 44.

Die wilde Schwester Aloe ferox

Aloe vera und Aloe ferox sind unter den Aloe-Arten diejenigen, die medizinisch und kosmetisch wirklich wertvoll sind. Die Aloe ferox ist die aus Südafrika stammende Kap-Aloe, die wild wachsende Schwester der Aloe

vera, die auch Wilde Aloe oder Cape-Aloe bzw. aufgrund ihres hohen Bitterstoffgehalts Bitter-Aloe genannt wird. Ihr charakteristisches Merkmal ist der Stamm im Zentrum der Pflanze mit über 50 dickfleischigen Blättern, die in bis zu zehn Zentimeter langen, spitzen Stacheln enden. Sie kann bis vier Meter hoch werden und besticht im Frühjahr durch einen Blütenstand, der in überdimensionalen orangeroten Kerzenflammen aus dem stacheligen Blattgewirr ragt.
Man findet diese urwüchsigen Gestalten hauptsächlich auf den riesigen sonnenverwöhnten, wüstenähnlichen Hochebenen entlang der Küste um das Kap in Südafrika, aber auch in Asien. Auf den kargen, trockenen Böden wächst sie sehr langsam und benötigt weder Düngung noch Bewässerung.

Ihre Widerstandsfähigkeit ist immens, sogar abgestorbene Blätter enthalten noch Bittersaft, der die Pflanze vor Gras- und Buschbränden schützt. Die Aloe ferox ist äußerst resistent gegen Trockenheit und kann Dürreperioden mehrere Monate lang überstehen. Sie ist sehr lichthungrig und verträgt trockene Kälte bis nahe an ein, zwei Grad über null. Nur alle drei bis vier Jahre werden die unteren Blätter der Pflanze von Hand geerntet. Bis zur nächsten Ernte hat die Pflanze genügend Zeit, sich zu regenerieren; so bleibt sie über lange Jahre erhalten. Sie hat sich durch ihre Ursprünglichkeit einige ganz besondere Eigenheiten bewahrt: Ebenso wie die Aloe vera birgt die Aloe ferox wichtige Mineralien, Vitamine, Polysaccharide und Eiweiße, aufgrund ihrer Entwicklung aber in einer weit höheren Konzentration. Wer im Frühjahr seinen Körper einmal so richtig von überflüssigen Stoffwechselprodukten befreien möchte, kann das mit einer Aloe-ferox-Saft-Kur tun. Sie wird über einen Zeitraum von sechs bis acht Wochen durchgeführt, und ihre reinigende Wirkung ist bemerkenswert.

Mahatma Gandhi schrieb dem Schriftsteller Romain Rolland über sein Fasten: »Sie fragen mich nach dem Geheimnis der Kräfte, die mir ... Kraft gaben? Es waren mein unerschütterlicher Glaube an Gott, mein anspruchsloses Leben und die wilde Pflanze Aloe, deren wohltuende Wirkung ich gleich bei meiner Ankunft in Afrika kennen lernte.«

Vom Garten Eden in die Plantage

Die ursprüngliche Heimat der Aloe vera ist unbekannt. Sie soll mythischen Ursprungs sein. Manche Überlieferungen berichten sogar, sie stamme von dem versunkenen Kontinent Atlantis. Indische Mythen erzählen, dass sie aus dem Garten Eden zu den Menschen gebracht wurde. Wie dem auch sei – heute ist die Aloe vera ein wertvolles Wirtschaftsgut, das im großen Stil und mit gutem Gewinn weltweit produziert wird.

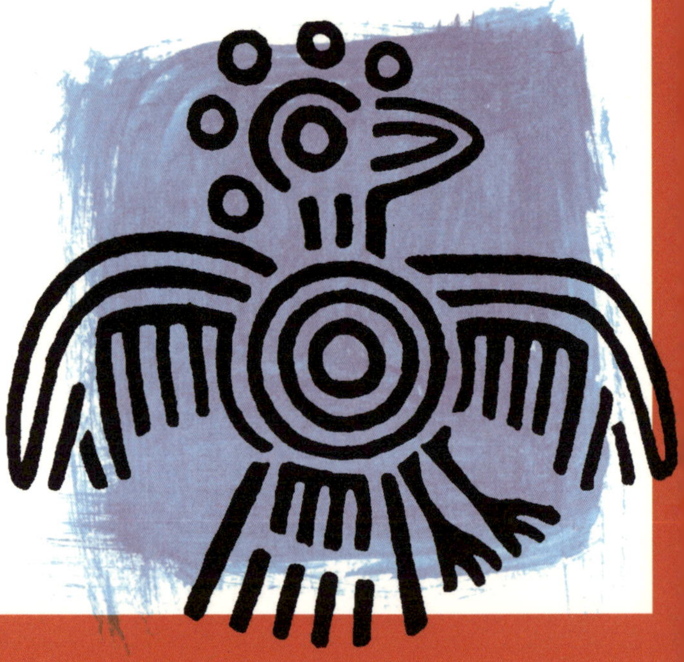

Hier ist die Aloe vera zu Hause

Wo die Sommer heiß und trocken sind und die Winter mild, dort ist die Aloe vera daheim. Ein tropisches Klima schätzt sie sehr, bei dem die Luftfeuchtigkeit hoch und die Frostgefahr gering ist. Selbst unter den unwirtlichen Lebensbedingungen der Wüste ist die Aloe vera lebensfähig, denn sie ist von Natur aus an extreme Umweltbedingungen angepasst. Sie ist eine echte Überlebenskünstlerin und darauf spezialisiert, als Liliengewächs dort zu überleben, wo dies sonst nur Kakteen vermögen. Noch Monate nachdem man sie aus dem Erdreich geholt hat, kann die Pflanze weiterleben.

Trotzdem ist die Wüste nicht ihr bevorzugter Lebensraum, denn sengende Sonneneinstrahlung ohne schützenden Schatten schadet ihr und stellt für die Aloe vera Dauerstress dar. Das Aloin im Inneren der Blattrinde wirkt dabei als »Stressregulator«, vermehrt sich und vermischt sich dann mit der gelartigen Blattsubstanz, deren Qualität vermindert wird. Das Resultat davon ist, dass sie ausgelaugt wird und ihre Inhaltsstoffe sich verändern. In Trockenzeiten oder bei anhaltender Hitze geht sie dank ihrer eingelagerten Wasservorräte nicht zugrunde. Aber sie verbraucht ihre wertvollen Inhaltsstoffe selbst, um strenge Dürreperioden zu überstehen.

Die immergrüne Aloe vera ist eine sehr anspruchslose, trotzdem aber nicht unsensible Pflanze. Sie wächst überall dort, wo die Sommer heiß und trocken sind, jedoch die Sonne nicht zu stark auf sie brennt. Außerdem sollte die Luftfeuchtigkeit hoch sein und die Winter mild und ohne Frost. Über ihre ursprüngliche Herkunft wurde lange gerätselt.

Die Aloe vera ist wirklich herumgekommen in der Welt. Als mögliche Heimat vermutet man den Sudan oder die arabische Halbinsel. Wild wächst sie heute nicht nur in Ost- und Südafrika, in Israel und der Türkei, auf den Kanarischen Inseln, Madeira und den Kapverden, in den arabischen und kaukasischen Ländern, sondern auch in klimatisch geeigneten Mittelmeerländern, in Süd- und Mittelamerika, auf den karibischen Inseln, auf Tahiti, den Kleinen Antillen, in Indien und auf Sri Lanka, in Südchina und Australien. Wild wachsende Aloe-Arten sind heute durch

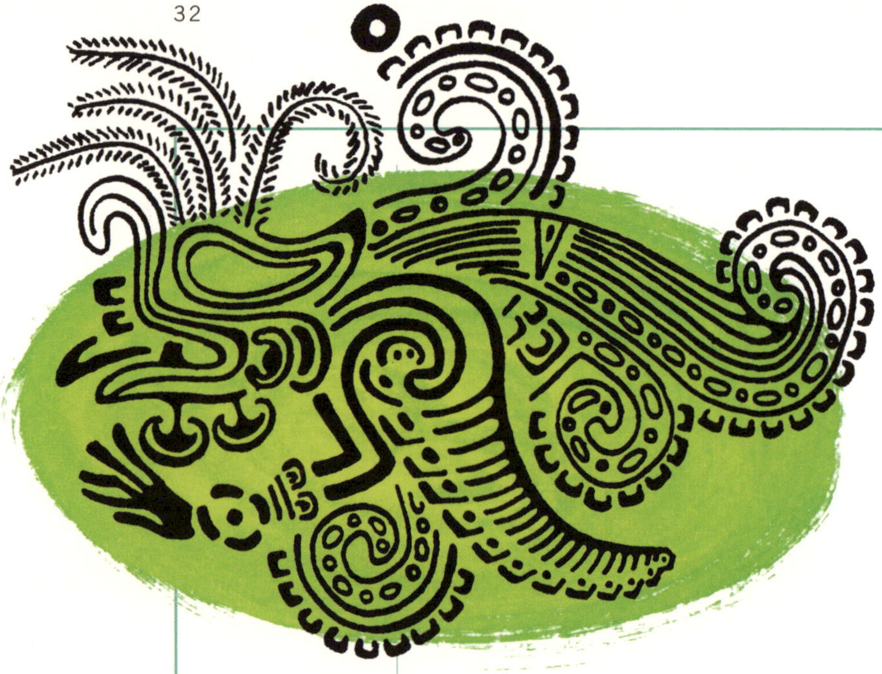

das Washingtoner Artenschutzabkommen vom 3. März 1973 geschützt und dürfen nicht ausgeführt werden. Ausgenommen davon sind Pflanzenprodukte wie Samen, Ableger und Blätter, die von Aloen stammen, die außerhalb ihres natürlichen Verbreitungsgebietes eingebürgert bzw. künstlich vermehrt wurden.

Die kultivierte Aloe vera

Dort, wo sie wild oder verwildert wächst, wird sie zumeist auch in Plantagen angebaut. Denn: Wo die Menschen sich der wild wachsenden Pflanze bedienen konnten, nutzten sie deren heilkräftigen Saft entsprechend ihrer Erfahrung. Alle anderen mussten sich mühsam selbst eine Pflanze züchten und den Saft aus den angeschnittenen Blättern gewinnen.

Bauern erkannten den Bedarf an Aloe vera und begannen, die Pflanze in großen Mengen auf ihrem Land zu züchten. Der Anbau von Aloe vera ist heute ein eigener, gut florierender Wirtschaftszweig; die große Anzahl von Aloe-vera-Rohgel exportierenden Ländern spricht für sich. An erster Stelle als führender Lieferant stehen die USA. In den subtropischen Regionen Kaliforniens, Texas' oder Floridas finden sich die weltweit größten Plantagen. Über die Hälfte des Aloe-vera-Anbaus auf dem amerikanischen Kontinent findet in mexikanischen Plantagen statt. Die nächstwichtigsten Lieferanten sind China, Indien, Thailand, Malaysia und Australien. Außerdem exportieren Italien, Spanien, Puerto Rico, die Dominikanische Republik, Haiti, Jamaika, Israel, Ostafrika, aber auch Guatemala, Venezuela, Brasilien, Nicaragua, El Salvador, Kolumbien, Taiwan und Japan. Die Aloe-vera-Pflanzen, die man bei uns bekommt, werden vor allem in Spanien, auf Malta und den Kanaren angebaut.
Heutzutage ist die Aloe vera als Gesundheits- und Wellnesspflanze etabliert. Das war nicht immer so. In Deutschland vorwiegend als Abführmittel populär, war ihr Image lange Zeit nicht besonders positiv. Noch heute gewinnt man vor allem aus Aloe capensis und Aloe ferox ein Granulat, das reich an abführend wirkendem Aloin ist. Da so genannte Anthranoide (siehe Seite 152) enthalten sein können, die bei Daueranwendung zu schweren Störungen des

Wasser- und Elektrolythaushalts führen, sollte man die apothekenpflichtigen Aloe-Abführmittel nicht länger als zwei Wochen lang einnehmen.

Der Anbau in Maya- und Monokultur

Zahllose graugrüne fleischige Pflanzen mit stachelig bewehrten Blättern in exakt angepflanzten Reihen: Ein Aloe-vera-Feld ist ein wirklich beeindruckender Anblick. Die Nachfrage nach Aloe vera steigt und steigt, denn sie wird nicht nur im pharmazeutischen Bereich, sondern zunehmend als Rohstoff für Kosmetika oder Nahrungsmittelergänzung eingesetzt. Um dem gerecht zu werden, nehmen die Aloe-vera-Felder in den riesigen Plantagen enorme Dimensionen an. Millionen Pflanzen stehen in dichten Reihen nebeneinander. Je nach agrartechnischer Intensität im konventionellen oder kontrolliert ökologischen Anbau liefert ein Aloe-vera-Feld von einem Hektar Größe zwischen 13 000 und 34 000 Kilogramm Aloe-vera-Gel pro Ernte.

Die meisten Aloe-Bauern kennen sich schon seit Generationen mit dem Anbau und der Verarbeitung der Pflanzen aus. Um einen besseren Ertrag bei der Ernte zu erzielen, werden auch die Mondphasen mitberücksichtigt. Pflanzen, die biologisch gezogen wurden, sind in ihrem Wert für den Menschen konventionell angebauten Pflanzen weit überlegen.

Wenn um den Stamm einer Pflanze herum kleine Wurzelschösslinge wachsen, trennt man sie vorsichtig von der Mutterpflanze und pflanzt sie auf ein neues Feld mit sandigem, lehmhaltigem Boden, der der Aloe vera ihre optimalen Wuchsbedingungen bietet. Dort, wo die Aloe vera sich wohl fühlt, gedeiht sie prächtig. Wo viel Sonne und geringe Temperaturunterschiede herrschen, können Blätter mit einer Länge von über einem Meter und einer Blattbreite von etwa zwölf Zentimetern geerntet werden. Sie wächst hervorragend in so genannter Maya-Kultur: Vor allem im biologischen Anbau genutzt, bedeutet diese Art, dass die Aloe vera im Verbund mit Bäumen und Nutzpflanzen wie Beikräutern wächst, die Schatten spenden und das Nahrungsangebot des Bodens verbessern.

Problematisch speziell im konventionellen Anbau ist die dort übliche anorganische Düngung. Durch sie nehmen die Wassereinlagerungen in den Pflanzen schnell zu und der Gehalt an wichtigen Wirkstoffen rapide ab.

Ihre heilenden Eigenschaften hängen vor allem von Klima und Witterungsbedingungen im Anbaugebiet ab. Große Temperaturunterschiede können nicht nur das Wachstum der Pflanze beeinträchtigen, sondern auch den Anteil der Wirkstoffe, was wiederum die therapeutischen Eigenschaften der Pflanzen beeinflussen kann. Ein Zuviel an Wasser kann das Konzentratverhältnis der Inhaltsstoffe im Blattinneren verringern. Wird im konventionellen Anbau in Monokulturen zu viel künstlich gedüngt, kann dies dazu führen, dass sich in den Blättern der Aloe vera vermehrt Wasser einlagert ohne eine gleichzeitige Zunahme der kostbaren Wirkstoffe. Optisch prächtig und gesund ist die Pflanze tatsächlich nährstoffärmer, und ihr Gel ist oft klebrig-breiig statt schleimig. Unter dem Mikroskop erweist sich die ganze Schönheit lediglich als Zellvergrößerung und Einlagerung von Wasser und biologisch inaktiven Speichersubstanzen. Der von Natur aus langsam wachsenden Aloe vera muss man sehr viel Zeit lassen, damit sie die von uns so begehrten Inhaltsstoffe ansammelt.

Zeit der Ernte

Nach etwa fünf Jahren sind die Wirkstoffe in der Pflanze voll ausgeprägt. Dann kann sie geerntet und weiterverarbeitet werden. Blätter, die man früher schneidet, sind qualitativ weniger hochwertig. Bis zu dreimal im Jahr oder bis zu durchschnittlich dreißigmal in einem Aloe-vera-Leben können Blätter geerntet werden. In tropischen Regionen, zum Beispiel im Regenwald, ist wegen der hohen Luftfeuchtigkeit keine künstliche Bewässerung erforderlich. Hier kann man im Schnitt sogar alle vier Wochen ernten. Dicht am Stamm schneiden die Erntearbeiter per Hand aus der untersten Blattreihe vom Ansatz her drei bis vier, maximal sieben Blätter ab. Da man nie die ganze Pflanze erntet, muss jedes einzelne Außenblatt behutsam angeritzt und abgetrennt werden, ohne dabei die Mutterpflanze zu verletzen. Von den rund zwanzig Blättern sollten als Minimum zwölf am Stock verbleiben. Erntefähig ist ein Blatt, wenn es ungefähr 500 Gramm wiegt. Für ein Kilogramm Aloe-vera-Gel bzw. für einen Liter Aloe-vera-Saft braucht man sechs bis zehn einwandfreie Blätter.

Vom Frischblatt zu Gel und Saft

Nach der Ernte auf der Plantage werden das Blattende, die Spitze sowie die stacheligen Ränder gekappt und die Blätter in Kisten gelagert. Nun muss es schnell gehen auf dem Weg zur weiterverarbeitenden Industrie, wo die Blätter auf unterschiedliche Arten verwertet werden. Denn innerhalb von sechs Stunden reagieren die Wirkstoffe mit Sauerstoff und verlieren an Kraft.

Den Saft von Aloe vera trinken, ihr Fleisch essen: Beides war bis vor wenigen Jahrzehnten nicht üblich. Zu groß schien die Gefahr, dass die abführend wirkenden Substanzen von der äußeren Pflanzenschicht ins Lebensmittel gelangten.

Warum hatte die Aloe vera eine Zeitlang so einen schlechten Ruf? Früher war es üblich, dass man aus dem ganzen Aloe-vera-Blatt – also auch aus der äußeren Haut der Pflanze – Abführmittel erzeugte. Man schnitt dafür die Blätter am unteren Ende ab, stapelte sie zu einem Stoß und ließ den Saft, der sich zwischen der Haut und dem Gel bildete, herauslaufen. Er wurde nach Tagen eingesammelt, gekocht, eingedickt und kristallisiert. Dieses Abführmittel zeigte starke Nebenwirkungen, reizte den Darm und wurde mit Recht 1997 aus dem Verkehr gezogen. Diese Produkte von damals haben mit dem Gel-Saft der Aloe vera von heute absolut nichts zu tun.

Damit die Arbeiter in den Fabriken die Blätter von Hand bearbeiten können, müssen sie sterile Schutzkleidung tragen und strenge Hygienevorschriften einhalten. Sie waschen die frischen Blätter in einer Laugenlösung und spülen sie kalt ab. Danach trennen sie Blattfuß, Spitze und die dornigen Seiten ab. Welche Teile von der Aloe vera sind verwertbar? Man verwendet den Saft aus dem Gel in den Blättern oder die gesamte Gelmasse, aber immer ohne Schale. Käuflich sind daher Aloe-vera-Saft oder Aloe-vera-Gel. Saft und Gel sind auch in vielen Cremes, Lotionen und Shampoos enthalten, die medizinisch und kosmetisch verwendet werden. Ihre dickfleischigen Blätter werden entweder als Ganzes geschält, zu Saft gepresst oder als intaktes Frischblatt verschickt. Beim Saft unterscheidet man zwei Formen: den naturtrüben Direktsaft aus dem Gel des Aloe-vera-Blattes mit allen Faserstoffen und den klaren Konzentratsaft aus dem Blattgel ohne Fruchtfleisch. Beide sind unverdünnt und sehr wirksam.

Die Verarbeitungsverfahren hüten die Firmen meist als Betriebsgeheimnis. Doch eine werterhaltende Verarbeitung der Blätter von Hand erfordert stets Fingerspitzengefühl und Sorgfalt von den Arbeitern. Das Blattgewebe darf nicht verletzt werden, damit sich Anthranoide und Aloin aus der Blattrinde nicht mit dem Gel im Inneren vermengen.

Je nach Herstellungsart gewinnt man aus dem Blatt die als Abführmittel verwendete Aloe (Eindampfen des Blattsaftes) oder das vor allem in der Kosmetikindustrie verwendete Aloe-vera-Gel

(Auspressen und Abfiltrieren der geschälten Blätter). Ein wesentlicher Unterschied bei der Herstellung von Aloe-vera-Gel oder -Saft ist, ob das gesamte Blatt verwertet wird, oder nur das Innere, das Gel. Die äußeren Blattteile enthalten laxativ wirkende Substanzen, die so genannten Anthranoide, für apothekenpflichtige Abführmittel. Dieser gelbe, bittere Saft, der aus der Faserschicht des Blattes gewonnen wird, ist das Aloe-Latex. Einer seiner Komponenten ist das stark abführende Aloin.

Das Gel im Inneren

Das innere Blattmark enthält vor allem Wasser und Polysaccharide sowie andere Verbindungen, zum Beispiel Salicylsäure, eine entzündungshemmende und schmerzlindernde Substanz. Das Gel wird daher zur Behandlung von entzündlichen Hauterkrankungen, Verbrennungen und Sonnenbrand verwendet. In der Kosmetikindustrie setzt man das Gel vor allem als Feuchtigkeitsspender in Salben und Cremes ein.

Um an das Gel zu gelangen, gibt es verschiedene Wege:

1. Aufwändigstes und kostenintensivstes Verfahren ist die Filetierung von Hand. Bei Herstellern, die Wert auf Spitzenqualität legen, wird mit äußerster Sorgfalt dabei die Schale oben und unten abgelöst, um die Blattrinde vom Blattinhalt zu lösen. Hierbei darf das Blattgewebe keinesfalls verletzt werden, damit sich die abführenden Anthranoide aus der Blattrinde nicht mit dem begehrten Gel im Inneren vermengen. Man spricht deshalb von Filetierung, da das ausgelöste Blattinnere an ein Filet erinnert. Anschließend beginnt die Selektion der inneren Blattfilets nach Qualität und Reinheit. Dazu werden die transparenten Filets auf einem Leuchttisch verlesen. Von unten beleuchtet, lassen sich im Gel so ganz schnell Qualitätsmängel feststellen und die Verwendung von reinstem Rohmaterial sichern. Der Vorteil dieses Verfahrens ist, dass das Blattmark nicht mit den Anthranoiden in Kontakt kommt und deshalb nicht filtriert werden muss.

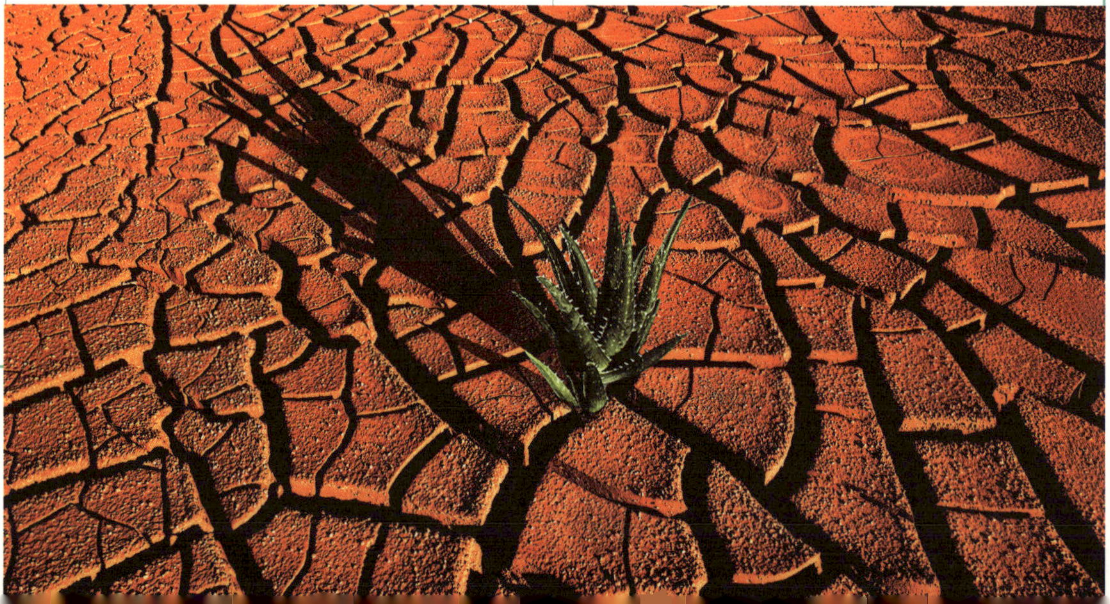

Als Bewohnerin extrem trockener Standorte besitzt die Aloe im Gel ihrer fleischigen Blätter einen effizienten Wasserspeicher.

2. Mittlerweile gibt es speziell in den USA auch Möglichkeiten, das Filet maschinell perfekt aus dem Blatt zu lösen. Dazu werden die Blätter in zwei Hälften geteilt und das durchsichtige Gel durch eine Art Kaltpressverfahren herausgelöst. Dieser Vorgang kann heute so steril durchgeführt werden, dass keine Hefen und Bakterien mehr nachweisbar sind.
3. Die am häufigsten eingesetzte Methode ist das Ganzblattverfahren. Das komplette Blatt wird hierbei zerkleinert und gepresst. Dieses Verfahren ist zwar günstiger, was Aufwand und Kosten anbelangt, erfordert aber eine nachträgliche Filtrierung des Presssaftes. Kohlefilter oder Kieselgur sollen das im Endprodukt nicht zulässige Aloin eliminieren. Dieses wird auch zuverlässig entfernt, jedoch zusammen mit wertvollen Inhaltsstoffen. Die Qualität des gewonnenen Saftes ist geringer als die eines Saftes aus filetiertem Gel.
4. Eine weitere Möglichkeit ist, das Gel zusammen mit dem Aloe-Latex aus dem Blatt herauszurollen. Dazu schneidet man die Blattspitze ab und drückt den Blattinhalt mithilfe einer schweren Walze heraus. Auch dieses Verfahren erfordert ein nachträgliches Filtrieren des Aloins aus der gewonnenen Flüssigkeit.

Die Konservierung der Heilkraft

Das ausgelöste Aloe-vera-Gel wird kalt gepresst und ist sehr sauerstoffempfindlich. Selbst im Kühlschrank verändert sich das Gel nach kurzer Zeit und ist dem Wirkstoffverfall ausgesetzt. Innerhalb kurzer Zeit oxidiert es und verliert dabei die meisten heilkräftigen Substanzen. Lange Zeit kannte man nur eine Möglichkeit, es haltbar zu machen: Man dampfte den ausgepressten Aloe-vera-Saft ein und gewann ein Pulver, das längere Zeit haltbar war und über große Entfernungen gut transportiert werden konnte. Jedoch ließen sich längst nicht alle Krankheiten, die mit dem frischen Saft heilbar waren, auch mit dem Pulver erfolgreich behandeln. Ende der 1950er

Das Geheimnis eines hochwertigen Aloe-vera-Produktes liegt nicht nur in den Ernte- und Gewinnungsmethoden, sondern auch in der Stabilisierung und Haltbarmachung. Auf Produkte, in denen das naturreine Aloe-vera-Gel mit Konservierungsstoffen wie Natriumbenzoat und Kaliumsorbat vermischt wurde, sollten Sie Ihrer Gesundheit zuliebe verzichten.

Der pH-Wert der Aloe bewegt sich zwischen 4,5 und 4,9. Wird Zitronensäure zugesetzt, macht sie das Aloe-vera-Gel sauer und beeinträchtig dadurch dessen schleimhautregenerierende Wirkung.

Jahre gelang es jedoch dem amerikanischen Apotheker Rodney M. Stockton das Blattmark haltbar zu machen, ohne dabei Nährstoffe zu verlieren. Zur selben Zeit ließ sich der Apotheker Bill C. Coats ein Verfahren patentieren, mit dessen Hilfe der Aloe-vera-Saft seine wertvollen Nährstoffe behielt. Dabei setzte man das Pflanzenmark drei Tage lang unterschiedlichen Temperaturen aus und fügte Vitamin C und E sowie Sorbit als wirksame Antioxidantien hinzu. Kurze Zeit später entwickelte man auch ein Verfahren, um die stark reizenden Bitterstoffe wie Aloin auskristallisieren zu können. All diese Verfahren trugen erheblich zum Siegeszug der Aloe-vera-Pflanze in Medizin und Kosmetik bei, denn sie ermöglichten überhaupt erst, Haltbarkeit und Qualität der Anwendungen aus Aloe vera sicher zu stellen. Um die wertvollen Inhaltsstoffe des Aloe-vera-Gels zu erhalten, ist eine sorgfältige Verarbeitung und Stabilisierung notwendig. Diese Verfahren werden in der Regel von den einzelnen Firmen als Betriebsgeheimnis gehütet. Eine natürliche Stabilisierung des Saftes kann zum Beispiel durch Ascorbinsäure (Vitamin C) und durch die Enzyme Papain und Bromealin erreicht werden.

Wirklich gute Aloe-vera-Produkte erkennen

Immer mehr Drinks aus den dicken Blättern gibt es im Handel. Dafür werden entweder die ganzen Blätter extrahiert oder das Fleisch gepresst. Was aber als Aloe-vera-Saft angeboten wird, lässt sich mit gepresstem Frucht- und Gemüsesaft nicht unmittelbar vergleichen. Oft enthalten die lebensmittelrechtlich noch undefinierten Aloe-vera-Getränke mehr Konservierungsstoffe, als dies sonst bei Säften üblich ist, da sie ihnen zugegeben werden dürfen.

Der Preis der Haltbarkeit

Einige Hersteller verwenden hierfür zum Beispiel chemische Konservierungsstoffe wie Kaliumsorbat (E 202) und Natriumbenzoat (E 211). Da Benzoesäure über die Darmwand aufgenommen wird, kann sie Menschen Probleme bereiten, die empfindlich auf Acetylsalicylsäure reagieren. Allergische Reaktionen sind möglich. Andere setzen auf Zitronensäure. Zitronensäure (E 330) ist zwar kein ausgewiesenes Konservierungsmittel, bildet aber auch keinen wirklichen Schutz gegen Bakterien und Pilze. Sie kann Allergien und Kopfschmerzen hervorrufen, da sie im Körper Schwermetalle löst. Zitronensäure (E 330) muss als Zusatzstoff deklariert sein. Auf Aloe-vera-Produkte, die derartig behandelt wurden, sollten Sie verzichten, sie sind gesundheitlich nicht unbedenklich. Je nach Produkt können Vitamin C (Ascorbinsäure) und das Verdickungsmittel Tocopherol (E 306, Vitamin E), der Zuckeraustauschstoff Sorbitol und Aromen weitere Zutaten sein. Damit sie besonders natürlich wirken, dicken manche Hersteller Aloe-vera-Säfte nachträglich ein – Gelbildner ist meist zugesetztes Xanthan (E 415) – und bezeichnen sie dann als »Trinkgel«. Achten Sie daher auf die Zutatenliste, damit Sie kein denaturiertes, überteuertes Produkt kaufen. Bei Literpreisen von oft 20 bis 60 Euro lohnt sich genaues Hinsehen bei Aloe-vera-Getränken allemal.

Neben der Aromatisierung oder chemischen Konservierung schreibt das europäische Lebensmittelgesetz die Pasteurisierung von Obst-, Pflanzen- und Gemüsesäften vor. Dies gilt auch für Aloe vera. Die Wirksamkeit der Aloe vera bleibt bei einer Behandlung zwischen 70 Grad und 100 Grad erhalten, da ihr wichtigster Wirkstoff, die Aloverose, hitzestabil ist. Wurden ihr keine weiteren Stoffe zugesetzt, darf sich pasteurisierte Aloe vera »100 Prozent reine Aloe vera« nennen.

Viele Hersteller setzen auf das Sprüh- oder Gefriertrocknen. Bei diesem Verfahren wird dem Blattgel Wasser entzogen: Dadurch wird es haltbar gemacht und ist leichter zu transportieren, denn es hat einen Großteil seines Volumens verloren. Werden diese Trockenkonzentrate wieder mit Wasser verdünnt – oftmals im Verhältnis 200 (Wasser):1 (Aloe-vera-Konzentrat) –, erhält man einen preisgünstigen Trinksaft. Leider hat Aloe vera, die derartig behandelt wurde, einen Großteil ihrer Wirkung eingebüßt und ist ohne antibakterielle Eigenschaften. Wasser muss übrigens deklariert werden; ein Blick aufs Etikett verrät Ihnen, ob Sie es mit einem Aloe-vera-Trockenkonzentrat zu tun haben. Da Aloe vera vielerorts angepriesen und angeboten wird, sollte derjenige, der beim Kauf kein Qualitätsrisiko eingehen will, nur bei seriösen Spezialversendern bzw. im Reformhaus kaufen. Nehmen Sie am besten 100-prozentigen Aloe-vera-Saft, idealerweise mit Bio-Siegel, ohne Konservierungsstoffe, schonend und rasch verarbeitet.

Die Wüstenlilie als Hauspflanze

Eine Pflanze, die pflegt und heilt und auf dem Fensterbrett eine gute Figur macht: Die Aloe vera ist ein kostbares Geschenk der Natur. Mit ihr haben Sie jederzeit eine »Erste-Hilfe-Pflanze« zur Hand und besitzen außerdem eine sehenswerte immergrüne und attraktive Zierpflanze. Bei richtiger Pflege macht sie Ihnen viele Jahre Freude. Hier erfahren Sie, wie die Haus-Aloe versorgt werden möchte.

Die dekorative Topfpflanze

Das Interesse an der alten Heilpflanze Aloe vera als Zimmerpflanze hat in den vergangenen Jahren ständig zugenommen. Auf den Kanarischen Inseln, in Mittel- und Südamerika sowie in der Karibik und in den tropischen asiatischen Ländern gedeiht die Aloe hervorragend. Bei uns wachsen die Pflanzen am besten im Wintergarten, wo man mitunter beträchtliche Exemplare züchten kann.

Es gibt rund 400 Aloe-Arten, die ursprünglich aus den Trockengebieten Südafrikas, Arabiens und von Madagaskar kommen. Ihr Wuchs ist sehr unterschiedlich mit baumförmigen und Rosetten bildenden Varianten. Einige Arten liegen fast flach auf dem Boden, andere wachsen baum- oder strauchartig in die Höhe; die meisten haben sehr schön gemusterte und geformte Blätter mit scharfen Zähnen an den Rändern. Viele Aloen blühen jedes Jahr, die meisten in den Wintermonaten. Aber auch außerhalb der Blütezeit sehen sie sehr dekorativ aus. Was die Pflege betrifft: Die attraktiven Aloen gehören zu den wirklich anspruchslosen und leicht wachsenden Topf- und Kübelpflanzen.

Für die Kultur im Topf eignen sich zum Beispiel die Tiger-Aloe oder auch Papageien-Aloe (Aloe variegata), eine relativ kleine Art mit weißgrünen Blättern; außerdem die größer werdende Brand-Aloe (Aloe arborescens) mit gebogenen grünen Blättern und einem kleinen Stamm, der sich verzweigt und von unten oft verkahlt. Aloe vera und Tiger-Aloe bilden Rosetten mit schwertförmigen Blättern aus. Die Aloe ferox erkennen Sie sofort an den rotbraunen Dornen, die nicht nur an den Blatträndern, sondern auch auf und unter den Blättern sitzen. Sehr schöne hängende, korallenrote Glockenblüten bekommt die Aloe bellatula. Oft verkauft werden auch Aloe humilis, Aloe striata und Aloe aristata.

Einige Aloe-Zwergarten und Hybriden eignen sich bestens als Topfpflanzen für Terrasse oder Fensterbrett. Die meisten bevorzugen in unseren Breitengraden Sukkulentengewächshäuser mit entsprechenden Temperaturen: im Sommer richtig heiß, im Winter moderat. Ihr Bedürfnis nach Wärme entspricht dem der mediterranen Kübelpflanzen.

Der richtige Platz für Ihre Aloe

Alle Aloe-Pflanzen lieben es sehr hell und warm, zum Beispiel an einem sonnigen Platz an einem West- oder Südfenster. Trockene Zimmerluft ist für die Aloe kein Problem. Während der Ruhephase im Winter stellen Sie Ihre Pflanzen drinnen hell und kühl (6 °C bis 12 °C). Bei kühlen Wintertemperaturen zwischen fünf und acht Grad bilden sich die meisten Blütenknospen. Im Sommer geht es hinaus ins Freie an einen vollsonnigen Platz oder in den lichten Schatten im Garten oder auf Balkon oder Terrasse. Muss die Aloe im Zimmer bleiben, sorgen Sie für viel frische Luft. Da die Aloe zu 96 Prozent aus Wasser besteht, ist sie extrem frostempfindlich.

Die fachgemäße Pflege

Die Aloe ist auch eine schöne Kübelpflanze, die den Sommer über draußen stehen kann, wenn sie vor starkem Regen geschützt ist. Viele Arten blühen im Spätwinter bis Frühjahr, allerdings nur bei entsprechender Pflege, d.h. sie benötigen einen Wintergarten oder ein Gewächshaus, einen vollsonnigen Platz bei Temperaturen von etwa zehn Grad. Nach der Blüte entfernen Sie beschädigtes oder totes Blattwerk.

Als Sukkulente speichert die Aloe vera in ihren Blättern und in ihrem Wurzelsystem große Mengen Wasser. Im Winter benötigen die trockenheitsverträglichen Pflanzen nur ganz wenig Flüssigkeit. Da die Pflanze in den Wintermonaten ruht, sollten Sie daher minimal gießen. Lassen Sie dem Boden die Möglichkeit, komplett auszutrocknen, bevor Sie ein bis zwei Schübe Wasser geben. Im Winter, bei kühlem Standort, dürfen Sie nur sehr wenig gießen, bei wärmerem etwas mehr. Immer lauwarmes Wasser nehmen und möglichst von unten wässern.
Vom Frühjahr bis zum Herbst sollten Sie die Töpfe mäßig feucht halten. Nicht zu viel gießen und Staunässe unbedingt vermeiden, da sonst Fäulnis droht. Dies gilt auch, wenn Wasser in den Blattachseln stehen bleibt. Während des Wachstums wässern Sie reichlich. Sie gießen bestimmt richtig, wenn Sie sich das Leben der Aloe in der Natur vor Augen halten: So übersteht die Pflanze fehlendes Regenwasser relativ gut. Ihr Tod sind

jedoch Regen im Überfluss oder »feuchte Füße«. Im Sommer also reichlich gießen, bis der Boden gesättigt ist, aber erst dann, wenn die Erde sich trocken anfühlt. Größeren Arten können Sie im Mai und Juni Dunggüsse geben. Geben Sie im Sommer dem Gießwasser alle zwei bis drei Wochen einen schwach konzentrierten Flüssigdünger oder speziellen Kakteendünger zu. Wer die Pflanze für Heilzwecke nutzen will, sollte auf Kunstdünger verzichten und zu Aschen greifen, beispielsweise zu Knochenasche. Auch Kochwasser von der Gemüsezubereitung ist ideal für die Pflanze. Das Düngen sollten Sie in den Herbst- und Wintermonaten komplett sein lassen.

Pflanzgefäß und geeignetes Substrat

Sie benötigen einen großen Tontopf, in dem die Aloe vera ihre Wurzeln gut ausbreiten kann. Denn die Wurzeln dringen nicht tief in die Erde ein, sondern strecken sich dicht unter der Erdoberfläche aus. Für das Pflanzensubstrat mischen Sie Zimmerpflanzenerde und Sand im Verhältnis 1:1. Das Wachstum dieser Pflanze außerhalb ihrer natürlichen Umgebung ist unterschiedlich und geht in den Wintermonaten zurück. Ist der Topf zu groß, lässt die Pflanze ihre Wurzeln unnötig wachsen und vernachlässigt dabei die Blätter. Sollte die Erde nicht mehr ausreichend porös sein, empfiehlt es sich, sie mit Sand zu vermischen. Glauben Sie nicht, dass die Aloe-Pflanze als Wüstenpflanze keinen besonderen Boden benötigt! Sie braucht Nährstoffsubstrat bei einem leicht sauren pH-Wert.

Die Tuareg-Krieger nannten die Aloe »Lilie der Wüste« und diesem Namen entsprechend wollen die Pflanzen meist keine zu fette Erde. Sie lieben eine lockere, etwas lehmige Komposterde, Kakteenerde oder ähnlich durchlässiges Substrat mit gutem Wasserabzug. Setzen Sie die Pflanze keinesfalls zu tief ein.

Die Aloe-vera-Pflanze kann im Spätwinter oder Frühjahr etwa alle drei bis vier Jahre in Einheitserde, die mit etwas Sand vermischt werden sollte, umgetopft werden. Umtopfen sollten Sie nur nach Bedarf. Ist der Topf zu klein, bekommt die Aloe im Frühjahr ein etwas größeres Pflanzgefäß. Verwenden Sie Kakteenerde oder ähnlich durchlässiges Substrat

Im Sommer gönnen Sie Ihrer Aloe im Freien einen sonnigen Platz. Im Winter steht sie drinnen, hell und kühl – bei Wintertemperaturen zwischen fünf und acht Grad bilden sich die meisten Blütenknospen.

und setzen Sie die Pflanze auf keinen Fall zu tief ein. Wie schon gesagt, besitzt die Aloe ein sich flach ausbreitendes Wurzelsystem; wenn umgetopft werden muss, nehmen Sie also einen etwas breiteren Topf. Kaufen Sie einen Topf mit Abflussloch oder befüllen Sie den Topfboden mit einer fünf Zentimeter dicken Kiesschicht. Verwenden Sie gute Kakteenerde, anderes durchlässiges Substrat oder Einheitserde gemischt mit Sand und Lehm.

Wenn Sie nicht in einem milden Klima leben, sollten Sie die Pflanze mitsamt ihrem Topf im Sommer nach draußen stellen. Ansonsten gilt: Erst wenn ein vollständiges Wurzelwerk ausgebildet ist, können die jungen Pflanzen die frostfreie Zeit auch direkt ins Freiland umgesetzt werden. Wählen Sie einen hellen bis halbschattigen, nicht zu feuchten Platz.

So vermehren Sie Ihre Aloe

Die meisten Aloe-Arten können problemlos durch Ausläufer oder abgetrennte Seitensprosse vegetativ vermehrt werden. Ist Ihre Aloe älter als drei Jahre, wachsen im Frühjahr unterhalb der unteren Blattreihe Ableger aus dem Stamm. Diese können Sie beim Umtopfen vorsichtig mit einem scharfen Messer abtrennen. Nehmen Sie die Schösslinge erst dann ab, wenn möglichst schon Wurzeln daran sitzen. Bei Blattstecklingen schneiden Sie die Blätter an der dicksten Stelle durch. Bewahren Sie sie trocken, luftig und halbschattig einen Tag auf, bis sich an der Schnittfläche Kallus – das an Wundrändern von Pflanzen entstehende Gewebe – bildet. Jetzt erst die Blattstecklinge in einen Topf mit feuchtem Sand stecken. Wöchentlich ein wenig gießen. Im Sommer wachsen sie besonders leicht an. Natürlich ist auch eine Vermehrung durch Aussaat möglich: im März bei etwa 21 Grad in einem sandigen Erdgemisch. Trotzdem ist die vegetative Vermehrung vorzuziehen, denn gekaufte Samen aus Mittelmeerländern, wo viele Arten verwildert sind, bringen oft nur minderwertige Hybride (Kreuzungen) hervor.

Krankheiten und Schädlinge

Die Aloe ist auch im Topf sehr robust. Wird sie allerdings – vor allem im Winter – zu viel gegossen oder bleiben die Blattansätze zu lange feucht, kann sie faulen. Eine Pflanze mit Wurzelfäule können Sie eigentlich nicht retten. Versuchen Sie es mit Umtopfen und sehr wenig Wasser. Blätter, die von der Spitze her vergilben und absterben, können auf Pilzbefall deuten. Schneiden Sie befallene Stellen heraus und verwenden Sie ein Pilzbekämpfungsmittel. Bei zu trockener Luft treten manchmal Blattläuse auf. Altbewährtes Gegenmittel hierfür ist Seifenbrühe. Dafür lösen Sie 15 Gramm reine Kali-Schmierseife aus der Apotheke oder Drogerie in einem Liter heißem Wasser auf. Die abgekühlte Brühe spritzen Sie vorsichtig auf die Blattläuse.

Manchmal kommen auch Woll- und Wurzelläuse vor. Dagegen hilft eine Seifen-Spirituslösung. Lösen Sie einen Teelöffel Geschirrspülmittel in einem Liter warmem Wasser auf und geben Sie einen Esslöffel Brennspiritus dazu. Tauchen Sie einen Pinsel in die Lösung und betupfen Sie damit die wolligen Gespinste der Wollläuse. Um Verbrennungsschäden zu vermeiden, spülen Sie die Lösung nach 15 Minuten mit klarem, lauwarmem Wasser ab. Außerdem sollten Sie die betroffene Pflanze kühler und heller stellen, den Boden lockern und gut wässern. Künftig sollten Sie Ihre Pflanze regelmäßig und sorgfältig auf weiße Wollklümpchen, auch am Pflanzgefäß und Stellplatz, kontrollieren und gegebenenfalls sofort behandeln.

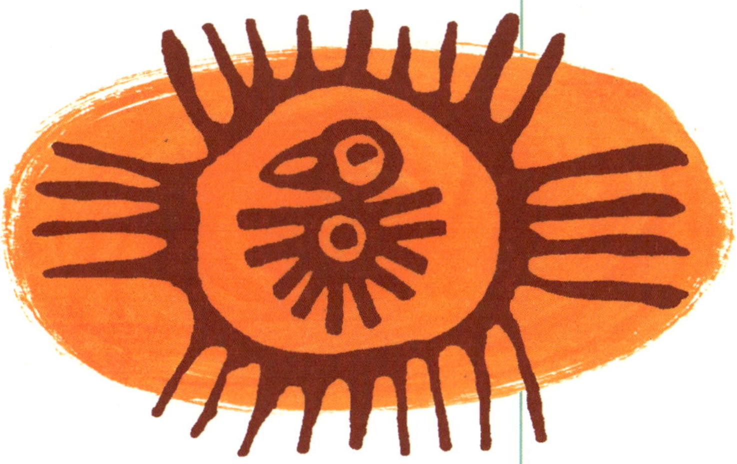

Bestimmte Anzeichen deuten immer darauf hin, dass es Ihrer Aloe-vera-Pflanze nicht gut geht. Sind zum Beispiel die Blätter nach innen gerichtet und sehr fein, könnte zu wenig Gießen die Ursache sein. Dann verbraucht die Pflanze ihr eigenes Wasser. Stehen die Blätter überwiegend horizontal statt vertikal, fehlt möglicherweise Sonnenlicht oder die Ableger sind über 15 Zentimeter hoch. Sie rauben der Mutterpflanze Kraft und müssen abgetrennt werden. Wenn die inneren Blätter einknicken, haben Sie zu viel gegossen. Sind die Blattspitzen zu dunkel, bekam die Pflanze nach einer längeren Zeit mit Sonnenmangel zu viel Sonne auf einmal. Tauchen kleine dunkle Flecken auf den Blättern auf, enthält das Gießwasser zu viel Fluorid. Steigen Sie auf Regenwasser anstelle von Leitungswasser um.

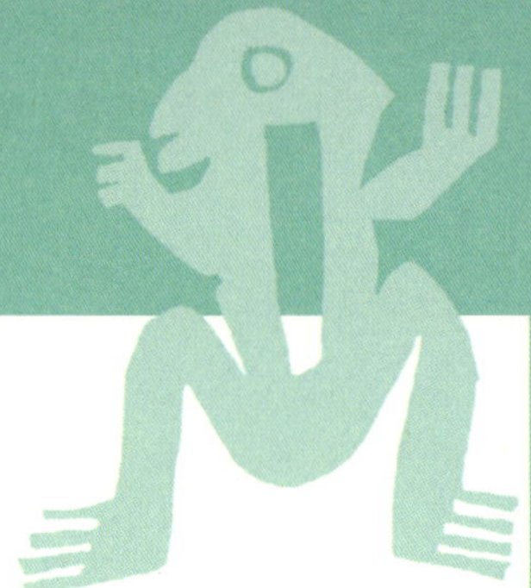

Special: Aloe vera auf dem Balkon

Die dekorativen Aloen gehören zu den anspruchslosen Topf- und Kübelpflanzen. Mit ein wenig Aufmerksamkeit und den nebenstehenden Tipps halten sich auch Pflanzenfreunde ohne grünen Daumen problemlos eine Aloe.

1. Mit langlebigen Kübel- und Topfpflanzen wie der Aloe verzaubern Sie Ihren Balkon jedes Jahr aufs Neue in eine Oase mit dem gewissen Hauch Exotik.

2. Selbst auf der kleinsten Fläche hat eine Aloe im Topf Platz. Widerstehen Sie der Versuchung nicht: Wählen Sie aus der überwältigenden Vielfalt an Pflanzgefäßen ein wirklich Besonderes aus und freuen Sie sich über das gelungene Arrangement.

3. Mit einer Aloe-Pflanze können Sie Ihren Balkon fabelhaft strukturieren, denn mit ihrer architektonisch anmutenden Form wirkt sie wie eine lebende Skulptur.

4. Aloen harmonieren sehr gut mit anderen Sukkulenten, wie zum Beispiel der Agave. Reizvoll ist auch die Kombination mit nicht blühenden und blühenden Kübelpflanzen wie Yucca, Drachenbäumen, Palmen, Zitruspflanzen, mit Oleander, Hibiskus und Feuerlilien.

5. Nach den Eisheiligen ab Mitte Mai ist die Gefahr der Nachtfröste gebannt und Ihre frostempfindliche Aloe kann ihr Sommerquartier auf Balkonien beziehen.

6. Aloen sind ausgesprochen anspruchslose Kübelpflanzen. Für ihre Pflege ist deshalb auch nicht ein »grüner Daumen« notwendig. Ausreichend ist, wenn Sie Ihre Aloe hell, aber vor praller Sonne geschützt, stellen.

7. Wer eine Aloe hat, weiß, dass sie fast jede Sünde verzeiht, sprich Nachlässigkeit im Gießen und Düngen. Schließlich stammt sie weitgehend aus Wüstengebieten und hat es gelernt, mit langen Trockenheiten und plötzlich einsetzendem Regen zurechtzukommen. Gießen Sie immer erst, wenn die Erde trocken ist. Nie die Erde überschwemmen, sondern ihr Zeit lassen, das Wasser aufzunehmen. Nehmen Sie nicht frisches Leitungswasser zum Gießen, lassen Sie es ein wenig in der Kanne abstehen.

8. An sonnigen Tagen oder bei großer Hitze sollten Sie die Aloe-Blätter mindestens einmal am Tag mit lauwarmem Wasser besprengen. So behalten sie ihre frische grüne Farbe. Nie in voller Sonne sprühen und immer weiches Wasser benutzen, sonst hinterlässt der Kalk unschöne weiße Flecken. Außerdem wirken die Wassertropfen wie Brenngläser und es kommt zu Verbrennungen an der Aloe.

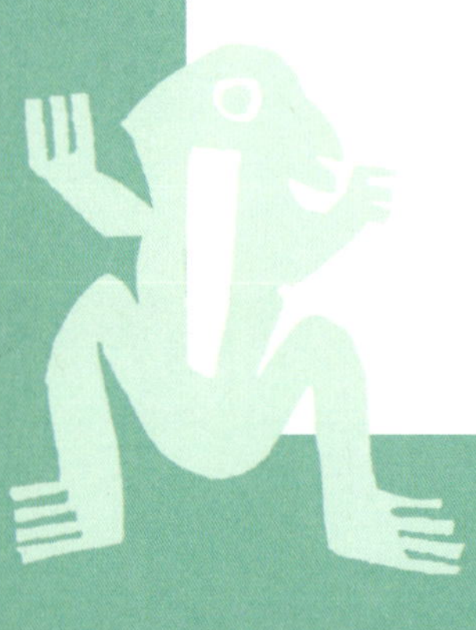

9. Damit Ihre Balkon-Aloe nicht von Schädlingen befallen wird, kontrollieren Sie Ihre Pflanze regelmäßig darauf hin.

10. Sollte starker Gewitterregen oder Hagel die Pflanze beschädigt haben, entfernen Sie diese Teile sofort, um Pilzkrankheiten durch liegen gebliebene Pflanzenteile zu verhindern.

11. Ist die Erde im Pflanzgefäß verdichtet, sollten Sie sie auflockern und Blüten oder Blätter, die in den Topf gefallen sind, entfernen.

12. Empfindlich reagiert Aloe vera auf Kälte, weshalb Sie sie unbedingt vor dem ersten Frost ins Haus holen sollten.

13. Wenn Sie die Balkon-Aloe zu kosmetischen, medizinischen oder kulinarischen Zwecken benutzen wollen, sollten Sie sich mehrere Exemplare anschaffen. Denn wenn zu viele Blätter von ein und derselben Pflanze abgeschnitten werden, nimmt sie Schaden.

14. Vorsicht vor den scharf bedornten und spitz auslaufenden Blättern – besonders, wenn Kinder auf dem Balkon spielen.

15. Die kleinen Ableger, die die Pflanze jedes Jahr bildet, können Sie einfach in eine Mischung aus Erde und Quarzsand pflanzen und so Ihren Schatz an Aloen erweitern. Der Sand macht die Erde lockerer und lässt mehr Sauerstoff an die Wurzeln.

16. Wenn Sie Ihre Aloe im Sommer kaufen, gewöhnen Sie die Pflanze allmählich an die Sonne und geben Sie Ihr einen Platz im lichten Schatten.

Das helle Grün der Aloe vera ist ein idealer Begleiter für alle Naturholztöne. Oft ist schon eine einzelne Pflanze attraktiv und füllt ihren Platz auf dem Balkon voll und ganz aus. Eine größere Wirkung erzielen Sie jedoch in den meisten Fällen, wenn Sie sie mit blühenden Gewächsen arrangieren oder in verschiedenen Größen gruppieren.

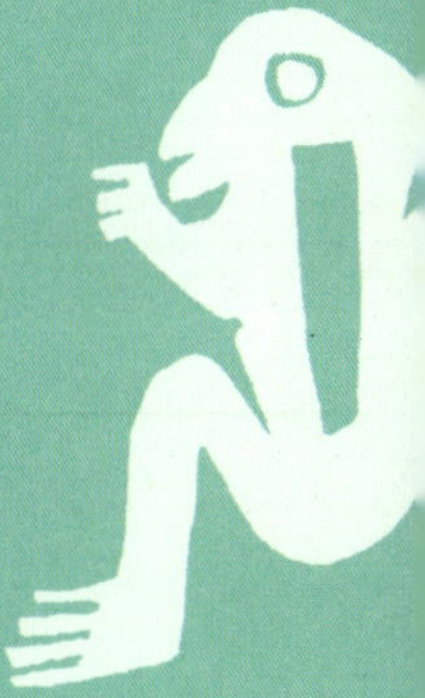

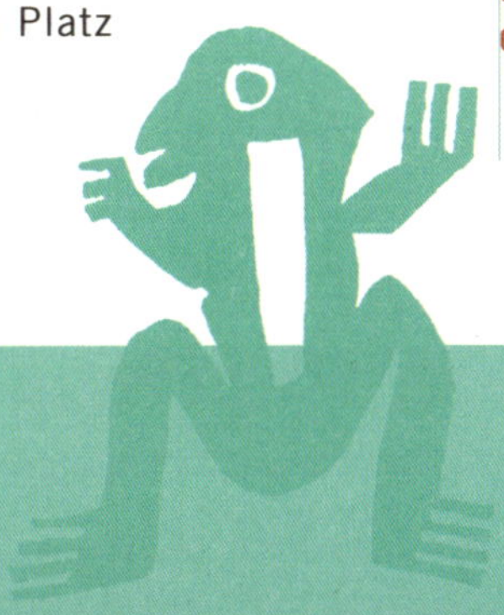

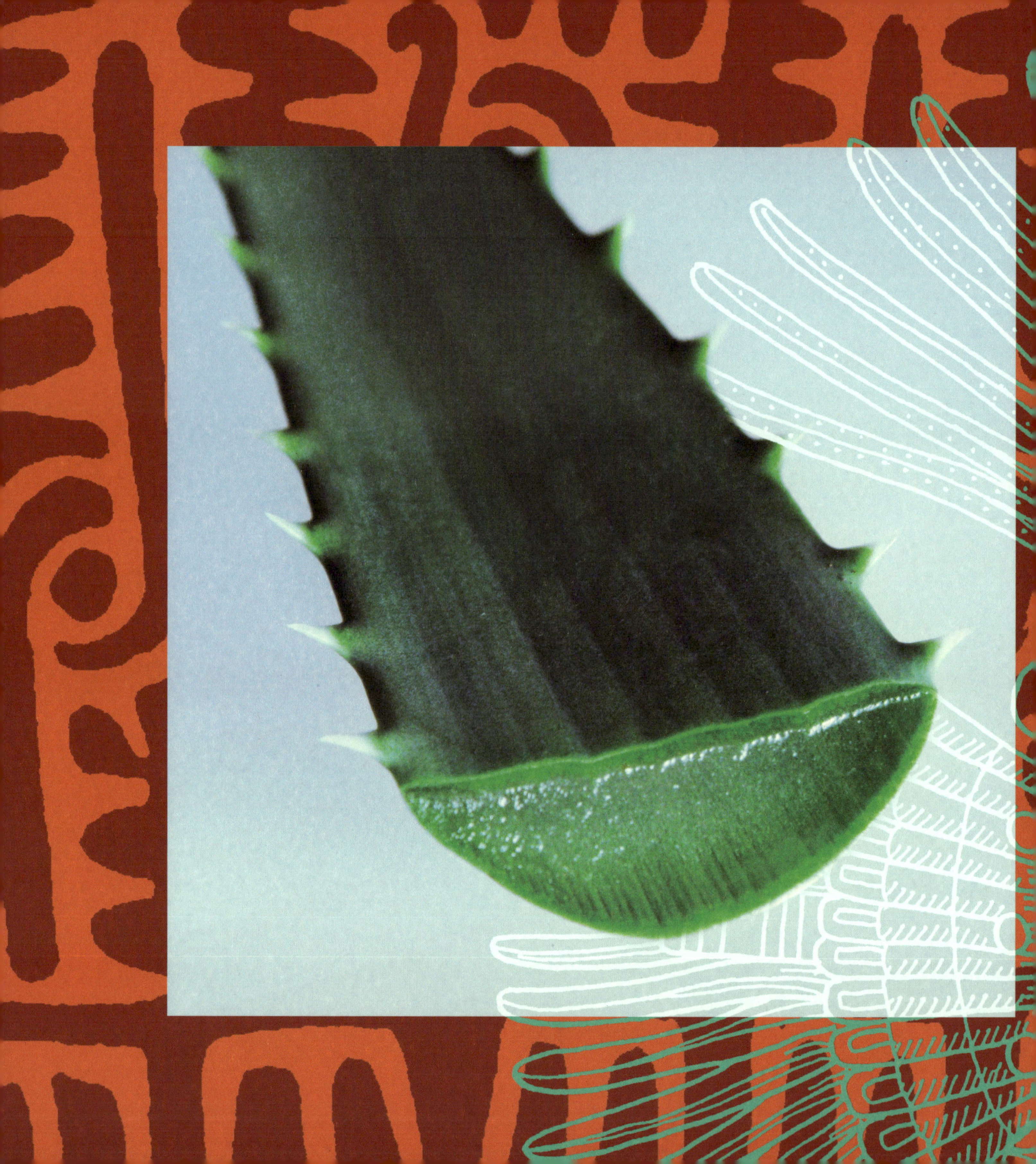

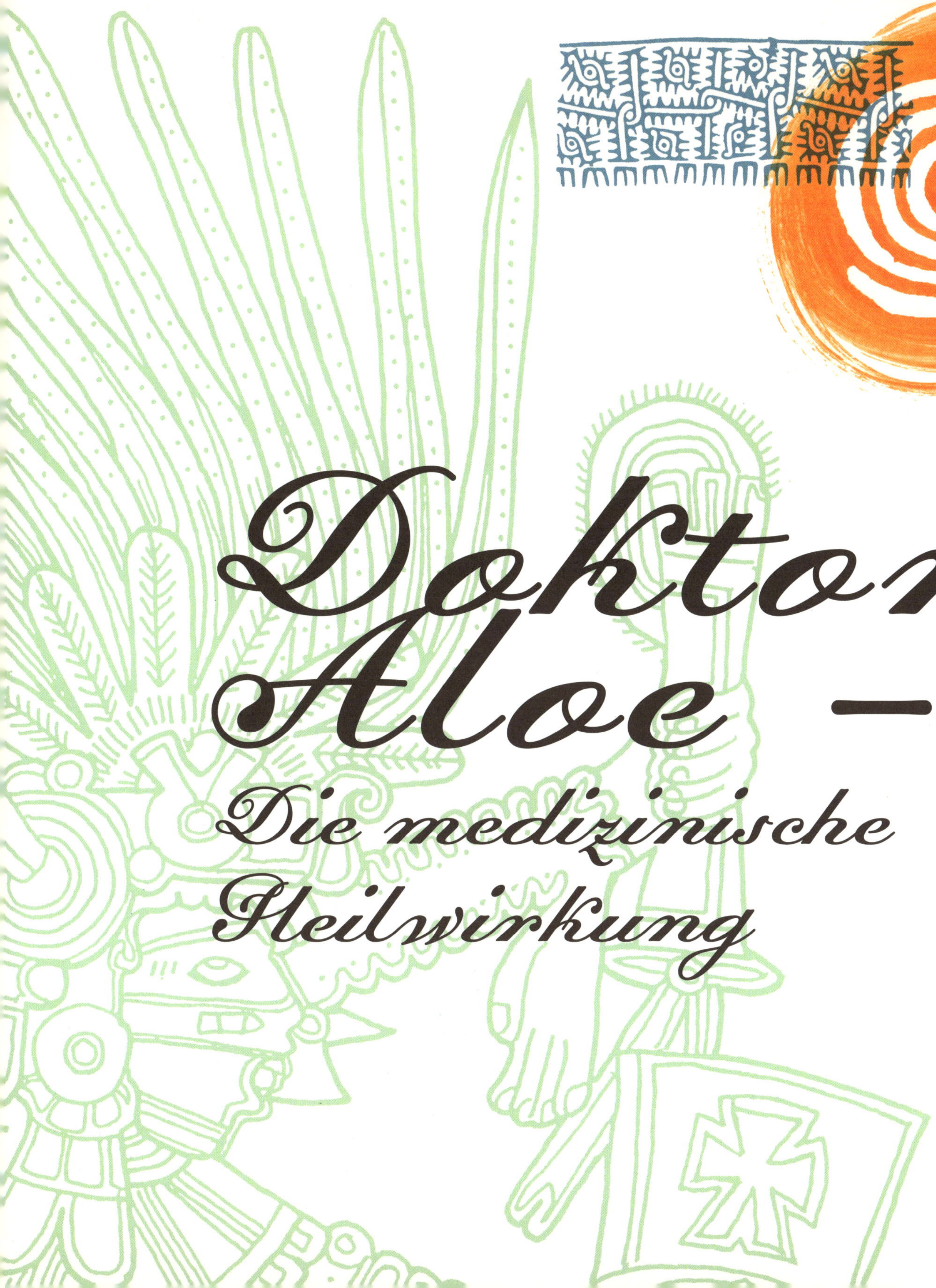

Doktor Aloe –

Die medizinische Heilwirkung

Das Geheimnis ihrer Heilkraft

»Heilen, lindern, verschönern« sollte die Kurzformel für die Aloe vera lauten, die wir wie ein natürliches Breitbandtherapeutikum nutzen können. Diese anspruchslose Wüstenschönheit beschert uns auf wunderbar einfache Weise die Regeneration von Lebenskraft und Vitalität. Der Ursprung ihrer heilenden Eigenschaften liegt in der Kombination ihrer Inhalts- und Wirkstoffe.

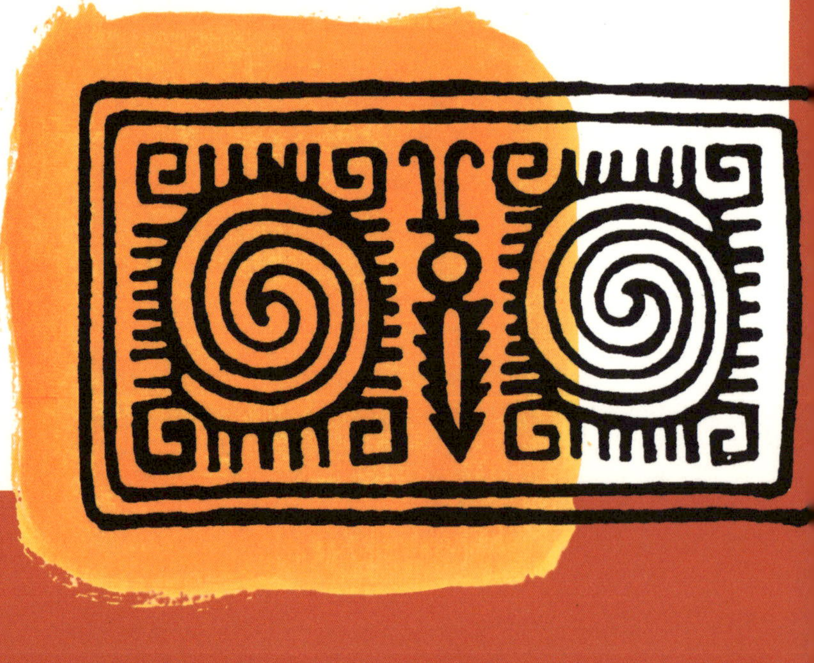

Urpflanze für die Gesundheit

Im frühen Mittelalter beschreibt Hildegard von Bingen in ihrer heilkundlichen »Physika« die Aloe als Heilmittel bei Gelbsucht, Magenerkrankungen und Migräne, gegen Zahnfäule und bei eitrigen Geschwüren und gegen Würmer: Demnach könne man aus einem Teil gebranntem Kalk, zwei Teilen Kreide und saurem Wein einen dünnen Brei zubereiten und mit einer Feder auf die Stelle mit Wurmfraß auftragen. Fünf Tage wiederholen. Dann einen Teil Aloe und ein Drittel Myrrhe zerreiben und mit frischem Wachs eine Pflastersalbe zubereiten, auf ein Hanftuch aufstreichen und zwölf Tage lang auf die schmerzende Stelle binden ... Doch wir wissen heute, dass die Aloe viel mehr kann. So ist eines ihrer herausragenden Kunststücke das Kräftigen des gesamten Organismus, da sie die Entgiftung unseres Körpers unterstützt. In kleinen, aber regelmäßigen Mengen eingenommen steigert sie Stoffwechsel- und Darmarbeit und fördert eine bessere Verwertung unserer Nahrung, vor allem der Vitamine und Enzyme. Aloe vera regt die Gallensekretion an, die Verdauung wird gefördert und beschleunigt. In akuten Fällen von Durchfall oder Blähungen stündlich eingenommen, schafft Aloe-vera-Trinksaft Abhilfe. Die Wüstenlilie enthält antimykotische Substanzen, die Pilzinfektionen hemmen. Was wir durch ungesunde Ernährung, übermäßigen Genussmittelkonsum oder Alltagsstress unserer Darmflora antun, kann die Aloe vera wieder ins Lot bringen. Ihre Wirkstoffe beeinflussen auch alle Krankheitsprozesse im Zusammenhang mit Immunschwäche positiv. Grundsätzlich leistet sie einen wertvollen Beitrag zur Gesundheitsvorsorge durch die ungeheure Stärkung unserer Immunkräfte: Mit ihren Enzymen unterstützt sie das Abwehrsystem bei der Bildung von Antikörpern. Wer an Vitamin- oder Mineralstoffmangel leidet, ist mit der Einnahme von Aloe vera ebenfalls gut beraten.

Die Aloe bündelt hochwirksam die verschiedensten Qualitäten: Sie stärkt das Immunsystem, kräftigt den Organismus, regeneriert Lebenskraft und Vitalität. Sie dient der Schmerzbekämpfung und -linderung. Neben ihrer entgiftenden Wirkung hilft sie bei der Wundheilung, unterstützt die Neubildung der Schleimhäute und hemmt Entzündungen.

Äußerlich angewendet, lindert sie Juckreiz, wirkt leicht antiseptisch und hilft bei Geschwüren, Akne, Prellungen, Muskelverspannungen, Insektenstichen, Sonnenbrand und Brandwunden. Ärzte und Heilpraktiker setzen die Aloe vera als hochwirksame Hilfe ein bei Sonnenbrand, medizinischen Strahlenverbrennungen und radioaktiven Strahlenschäden. Sie lässt Wunden aller Art heilen, hat eine die Narbenbildung fördernde, entzündungshemmende, Blut stillende, beruhigende und schmerzstillende Wirkung. So verschwinden kleinere Hautverletzungen wie Schnitt- und Schürfwunden oder Fußblasen, aber auch Operationsnarben schneller, wenn man sie mit dem Gel dieser festen, fleischigen Pflanze einreibt. Auf der Haut bewirken ihre vielen Inhaltsstoffe – oft kombiniert mit Honig oder Propolis (Bienenharz) – Wiederherstellung und Desinfektion. Ihre pflegenden Erfolge kann man dabei kaum zu hoch ansetzen. Auch Sie werden den Saft von Aloe vera bald als kühlendes Tonikum und Balsam für trockene, gestresste Haut schätzen. Aloe-vera-Gel wirkt feuchtigkeitsspendend und hemmt Entzündungen, festigt das Bindegewebe und hilft gegen Schuppenflechte. Es hat eine verblüffende Anti-Aging-Wirkung, denn es erhöht die Kollagen- und Elastinfasersynthese und stellt auf diese Weise das Gleichgewicht der Haut wieder her.

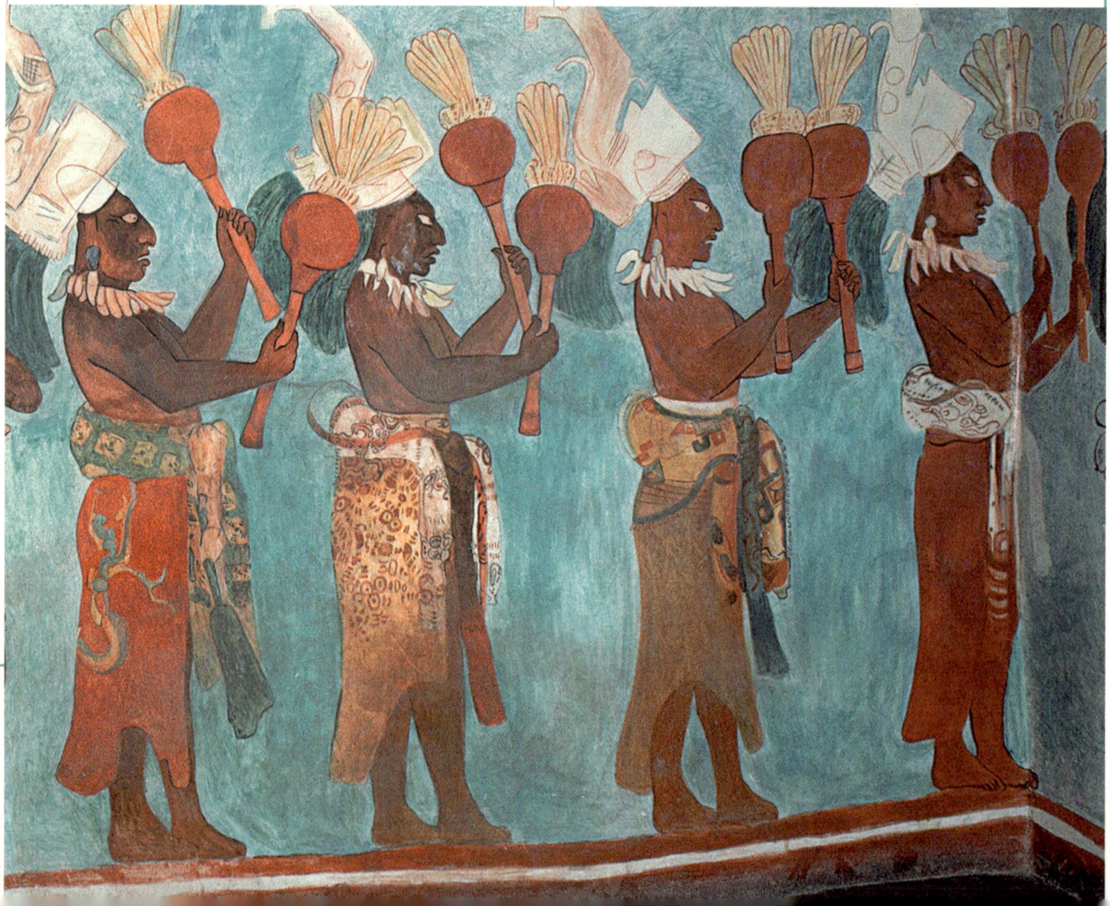

Eine der berühmten Wandmalereien aus Bonampak zeigt den Umzug von Musikern, um etwa 790.

Die Synergie der Aloe-Inhaltsstoffe

Filet und Saft der Aloe bergen jede Menge Vitalstoffe: Von bis zu 250 entschlüsselten Wirkstoffen spricht die Literatur. Gänzlich erforscht sind sie noch nicht. Das Wirkprinzip ist hier – wie überall in der Natur – die Synergie, das optimale Zusammenwirken der Inhaltsstoffe!

Das Zusammenspiel macht's

Die Kombination ihrer zahlreichen Stoffe macht die Aloe vera zu einem solchen Schatz für unseren Organismus. Heilen, Pflegen, Tonisieren, Vitalisieren: Diese Eigenschaften verdankt sie dem Zusammenspiel ihrer Komponenten. Sie ist ein Naturprodukt. Daher können die Inhaltsstoffe von Pflanze zu Pflanze in Menge und Vorkommen variieren. Hier im Überblick die wichtigsten Inhaltsstoffe:

- Anthranoide: Substanzen mit laxativer Wirkung (z. B. das Aloin). Sie dürfen nur für apothekenpflichtige Abführmittel verwendet werden.
- Kohlenhydrate: Beeinflussen das Immunsystem günstig (z. B. die Aloverose).
- Mineralstoffe und Spurenelemente: Chrom, Eisen, Jod, Kalium, Kalzium, Kupfer, Magnesium, Mangan, Natrium, Phosphor, Selen, Zink
- Vitamine: Vitamin A, Vitamin B_1, Vitamin B_2, Vitamin B_3, Vitamin B_{12}, Vitamin C, Vitamin E, Cholin, Folsäure
- Enzyme: Amylase, Lipase, Protease, Bradykinase
- Fettsäuren. Cholesterol, Campesterol, Beta-Sitosterol
- Aminosäuren: unter anderem Histidin, Methionin, Phenylalanin, Tryptophan
- Sekundäre Pflanzenstoffe: Anthraglykoside, Lignine, Salicylsäure, Steroide, Tannine, Katechine, Bitterstoffe

Die Aloe vera wird von jeher wegen ihrer geheimnisvollen Schönheit und legendären heilkräftigen Eigenschaften geschätzt. Mit ihr holt man sich eine kleine grüne Apotheke ins Haus: Nicht nur ihre einzelnen Inhaltsstoffe, sondern ihre außergewöhnlichen Wirkstoffkombinationen im optimalen Zusammenwirken machen sie für uns so wertvoll.

Zahlreiche Wissenschaftler beschäftigen sich heute mit der Erforschung der medizinischen Eigenschaften der Aloe vera. Doch noch längst sind nicht alle ihre Wirksubstanzen identifiziert.

Abführende Anthranoide

Die Aloe vera enthält, wie auch Sennesblätter oder Rhabarberwurzel, so genannte Anthranoide. Das sind stark abführende Pflanzenstoffe, die Haut und Schleimhäute reizen können. Das Anthranoid der Aloe vera ist der gelbe, bittere Saft, der beim Abschneiden des Blattes hervorquillt: das Aloin aus Blattgrün und Blattrinde. Es riecht streng und schmeckt extrem bitter. Das getrocknete Aloin ergibt eine Droge, die abführend wirkt und unter das Arzneimittelgesetz fällt. In Nahrungsergänzungsmitteln oder kosmetischen Aloe-Rohstoffen hat es nichts zu suchen.

Kohlenhydrate für die Energie

Die in der Aloe vera enthaltenen Kohlenhydrate sind innerlich angewendet eine leicht verfügbare Energiequelle besonders für Gehirn und Nervensystem – äußerlich wirken sie wundheilend, entzündungshemmend, feuchtigkeitsspendend und zellregenerierend. Was die Mayas als Gesundheitswächter bezeichneten, dürfte der Hauptverantwortliche für die Heilwirkung der Aloe vera barbadensis Miller sein: die Aloverose (bei einigen Herstellern auch Acemannan genannt). Dieses langkettige Zuckermolekül soll mit seiner immunstimulierenden Wirkung unser Abwehrsystem stärken. Man findet es in ähnlicher Form zum Beispiel auch in Ginsengwurzeln oder Shiitakepilzen. Gute Aloe-vera-Produkte enthalten einen hohen Anteil Aloverose.

Mineralstoffe für die Gesundheit

Mineralstoffe sind lebensnotwendige Stoffe, die wir Menschen regelmäßig über die Nahrung aufnehmen müssen. Aufgrund ihres mengenmäßigen Vorkommens im Körper und unserem Bedarf an ihnen unterteilt man sie in Mengen- und Spurenelemente. Sie erfüllen viele Aufgaben: Regulierung des Wasserhaushalts, Aufbau von Körperstrukturen wie Knochen und Zähne, Enzymaktivierung, unverzichtbare Mikronährstoffe für ein starkes Immunsystem. Im Filet der Aloe vera sind jede Menge davon enthalten.

Fehlt Chrom, ist man ständig müde und lustlos, denn es ist beteiligt am Glukose- und Energiestoffwechsel. Außerdem beugt es Diabetes vor. Die Nummer 1 der Spurenelemente ist das Eisen. Als Bestandteil des Blutfarbstoffs Hämoglobin ist es unerlässlich für den Sauerstofftransport im Blut von den Lungen in die Organe und Gewebe. Fehlt Eisen, geht dieser Prozess nicht mehr reibungslos vonstatten: Man fühlt sich abgeschlagen und wird anfällig für Infektionskrankheiten. Wer unter Eisenmangel leidet, hat oft glanzloses, struppiges Haar. Flache, dünne und brüchige »Löffelnägel«, häufig raue, entzündliche Haut und eingerissene Mundwinkel können Hinweise darauf sein, dass der Eisenhaushalt nicht stimmt. Jod braucht die Schilddrüse, um daraus Schilddrüsenhormone herzustellen. Kalium ist wichtig für unser Säure-Basen-Gleichgewicht, den Flüssigkeitshaushalt, unsere

Nervenfunktionen, außerdem für Herz und Muskeln. Es spielt eine zentrale Rolle im Stoffwechsel von Muskel- und Nervenzellen. Kalzium ist der mineralische Nährstoff, der unsere Knochen fest macht und vor Osteoporose schützt. Seine Funktionen im Stoffwechsel von Muskeln und Nerven, bei der Aktivierung von Enzymen und der Blutgerinnung sind unentbehrlich. Kalzium spielt eine wichtige Rolle bei der Wundheilung und Blutgerinnung. Schuppige Reizhaut, Ekzeme, brüchige Nägel und Haarausfall deuten häufig eine schlechte Kalziumversorgung an. Man spricht Kalzium eine antiallergische Wirkung zu.

Essenzielle Spurenelemente

Auch das Spurenelement Kupfer hat als Enzymbaustein für die Haut eine wichtige Bedeutung. Es stärkt das Immunsystem, beugt Entzündungen vor, sorgt für ein jugendlich frisches Hautbild und ist für den Elastin- und Kollagenstoffwechsel im Bindegewebe notwendig. Magnesium ist als das Hochleistungselement des Stoffwechsels an der Aktivierung von fast 300 Enzymen beteiligt. Es gilt als Stressschutzschild, ist wichtig für die Muskelkontraktion und das gute Zusammenspiel von Nerven und Muskeln. Magnesium ist daran beteiligt, dass die Zellwände funktionsfähig bleiben. Durchblutungsstörungen als Folge von Magnesiummangel beschleunigen die Hautalterung und lassen die Haut matt und müde aussehen. Mangan gehört zu den lebenswichtigen Spurenelementen und ist an der Bildung von Knochen- und Knorpelgewebe beteiligt. Es aktiviert Enzyme bei der Bildung von Kollagen und Mucopolysaccharid-Eiweiß-Komplexen – den Stützsubstanzen und Gerüsteiweißköpern in Haut und Bindegewebe. Natrium stellt ein wichtiges Element für unser Säuren-Basen-Gleichgewicht sowie unsere Nerven dar. Zusammen mit Kalium und Chlorid regelt es den Wasserhaushalt des Körpers und spielt eine Rolle bei der Auf-

Mineralstoffe und Spurenelemente kann der Organismus nicht selbst herstellen – sie müssen ihm mit der Nahrung zugeführt werden. Sie sind unentbehrlich für unser physisches und psychisches Wohlbefinden.

rechterhaltung des Blutdrucks. Phosphor braucht unser Körper für den Aufbau der Knochen, für die Energiegewinnung und -verwertung. Phosphorverbindungen sind außerdem Bestandteile der Zellwände und des Erbguts in der Zelle. Selen wirkt antioxidativ und ist an der Neutralisierung freier Radikaler beteiligt. Es bringt unsere Fress- und Killerzellen auf Trab, die Eindringlinge vernichten. Wem Selen fehlt, der ist für Infekte anfälliger. Zink ist Bestandteil mehrerer Enzyme des Eiweißstoffwechsels und wichtig für das Immunsystem. Es wirkt antioxidativ und soll die T-Helferzellen unterstützen. Fehlt dieses Spurenelement, kann sich das in Wachstumsstörungen, einer verzögerten Wundheilung sowie Haut-, Haar- und Nagelveränderungen bemerkbar machen. Bei einer schlechten Zinkversorgung treten häufig Ausschläge, Ekzeme und chronische Pilzinfektionen der Haut auf. Charakteristisch sind auch Haarausfall und streifige oder fleckige Nägel.

Lebenswichtige Vitamine

Wie die Mineralstoffe, so sind auch Vitamine Zündstoffe für unseren Stoffwechsel; ohne sie läuft nichts. Vitamine sind für den menschlichen Körper essenziell, die Aloe vera enthält sie zahlreich. Vitamin A (Retinol/Provitamin A) gilt als das klassische Haut- und Augenvitamin. Es verhindert, dass Haut und Schleimhäute austrocknen und schützt so vor Infektionen. Außerdem stabilisiert Vitamin A die Zellwände und kontrolliert deren Durchlässigkeit für den Stoffwechselaustausch. Vitamin B_1 (Thiamin) ist zuständig für ein reibungsloses Funktionieren von Muskeln und Nerven.
Es ist in Aktion, wenn der Körper – speziell die Haut – aus Kohlenhydraten Energie gewinnt. Eine schlechte Vitamin B_1-Versorgung kann Ödeme und kleine Hautbläschen verursachen. Vitamin B_2 (Riboflavin) spielt eine wichtige Rolle im Kohlenhydrat-Stoffwechsel. Es hilft beim Aufbau von Fettsäuren und Eiweiß und schützt die Ummantelung der Nervenzellen. Der Stoffwechsel der Hornhaut und der Augenlinsen benötigt ebenfalls Vitamin B_2.
Typisch für einen Mangel sind entzündliche Hautveränderungen, die an ein Ekzem erinnern. Im Bereich der zwischen Nase und Mund verlaufenden Nasolabialfalten wird die Haut häufig fettig und schuppig, wenn Vitamin B_2 fehlt. Es gilt als entzündungshemmend und reizlindernd. Vitamin B_3 (Niacin) benötigt unser Körper für die Gewinnung von Energie aus Kohlenhydraten, Fetten und Eiweiß. Ein schweres Defizit an Vitamin B_3 verbunden mit einem Mangel an Vitamin B_2, B_6 und Folsäure führt zu Pellagra, zu rauer Haut. Für Auf- und Umbauprozesse von Aminosäuren, aus denen der Körper Eiweiß für Bau und Funktion zusammenstellt, ist Vitamin B_6 (Pyridoxin) verantwortlich. Daneben ist es bedeutend für die Herstellung des roten Blutfarbstoffs Hämoglobin, für Immun- und Nervensystem. Unentbehrlich für die Nervenzellen und für

den Stoffwechsel ist Vitamin B_{12} (Cobalamin). Es ist relevant für das Wachstum, gibt neuen Schwung und unterstützt das reibungslose Arbeiten von Immun- und Nervensystem. Eine streng vegetarische Ernährung ohne tierische Produkte kann einen Mangel verursachen. Echtes Multitalent mit seinen antioxidativen und immunfördernden Eigenschaften ist Vitamin C (Ascorbinsäure). Es aktiviert und reguliert den Stoffwechsel, ist das Aufbauvitamin für Bindegewebe, Knorpel, Knochen und Zähne, fördert die Eisenaufnahme und -verwertung. Außerdem beugt Vitamin C der gefäßschädigenden LDL-Oxidation vor. Die wichtigste Wirkung von Vitamin E (Tocopherol) ist der Schutz vor aggressiven Sauerstoffverbindungen. Es sorgt für das problemlose Funktionieren von Nerven, Muskeln und Blut. Äußerlich angewandt, beugt es Verschleißerscheinungen der Haut vor und verbessert die Hautfeuchtigkeit.

Eine dem Vitamin-B-Komplex verwandte und für den Fettstoffwechsel bedeutsame Substanz ist Cholin. Es hilft, Cholesterin unter Kontrolle zu halten und ist bedeutsam für Nervensystem und Gehirn. Folsäure wird für die Zellteilung benötigt und sorgt zusammen mit Vitamin B_{12} für die Reifung der roten Blutkörperchen. Gemeinsam mit den Vitaminen B_6 und B_{12} hilft Folsäure einen gefährlichen Eiweißstoff (Homocystein) im Blut zu bekämpfen, der als ein Risikofaktor für Herz-Kreislauf-Erkrankungen gilt. Blässe, körperliche Leistungsschwäche, Vergesslichkeit, Schlafstörungen und Depressionen können erste Anzeichen für Folsäuremangel sein.

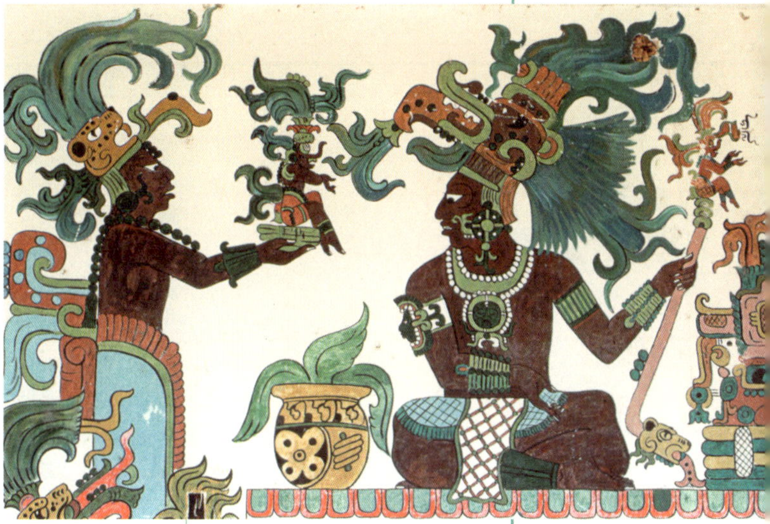

Aus einer Maya-Stätte Yucatans stammt diese Geschenkübergabe an einen Fürsten.

Enzyme als Katalysatoren

Enzyme sind an fast allen Stoffwechselreaktionen unseres Körpers beteiligt. Die Enzyme der Aloe vera wandeln Nährstoffe in Energie und Zellbauteile um, sie machen aus der Umwelt auf-

Enzyme wirken im Organismus wie Katalysatoren. Jedes übernimmt bei der Aufschließung der verschiedenen Nahrungsbestandteile seine spezielle Aufgabe. 15 verschiedene Enzyme sind in der Aloe nachweisbar.

genommene Gifte im Körper unschädlich, tragen zur Wundheilung bei und sind wichtig bei der Bekämpfung von Krankheiten. Die Aloe unterstützt dank ihrer Enzyme unser Abwehrsystem bei der Bildung von Antikörpern. Ihre bekanntesten Enzyme sind vor allem im Darm tätig, sie verbessern die Aufschlüsselung der Nahrung im Körper und ihre Aufnahme: Amylase (kohlenhydratspaltend), Lipase (fettspaltend) und Protease (eiweißspaltend) sind Verdauungsenzyme. Bradykinase aus dem Blattinneren wirkt schmerzstillend, entzündungshemmend, beruhigend und wundheilend. Außerdem stimuliert es das Immunsystem. Cholesterol, Campesterol und Beta-Sitosterol sind entzündungshemmende Fettsäuren und dafür verantwortlich, dass die Aloe vera so erfolgreich bei Verbrennungen, Hautverletzungen, allergischen Reaktionen und allen entzündlichen Prozessen im Organismus eingesetzt werden kann. Die Aloe reguliert auch die Verdauung und hilft bei Darm-Mykoseerkrankungen, wobei der Wirkstoff Beta-Sitosterol zugleich entgiftend auf den gesamten Organismus wirkt und die Blutfettwerte günstig beeinflusst.

Essenzielle Fett- und Aminosäuren

Aus den Aminosäuren stellt der Körper Eiweiß her, das er zum Beispiel für den Aufbau von Muskeln, Organen, Knorpel, Knochen, Haut, Haaren, Nägel und für wichtige Stoffwechselvorgänge im Körper dringend braucht. Viele Aminosäuren kann der menschliche Körper zum Teil aus Zucker und anderen Stoffen in der Nahrung selbst produzieren. Das sind die nicht essenziellen Aminosäuren. Einige müssen aber auch, ähnlich wie Vitamine, mit der Nahrung aufgenommen werden. Diese zwanzig existierenden Aminosäuren heißen essenzielle Aminosäuren und konnten in der Aloe vera nachgewiesen werden. Hier einige der wichtigsten: Histidin wirkt an der Bildung der roten und weißen Blutkörperchen mit. Es senkt den Blutdruck und steigert die Säurebildung im Magen. Methionin ist an der Entgiftung von Leber und Niere beteiligt. Die Schilddrüse benötigt Phenylalanin zur Bildung von Thyroxin, ihrem wichtigsten Hormon. Außerdem hilft es bei Gedächtnisstörungen, Migräne und Depressionen. Tryptophan ist die biologische Vorstufe des Glückshormons Serotonin und löst die Biosynthese des Schlafhormons Melatonin aus. Darüber hinaus wandelt es Nicotinsäure um.

Sekundäre Pflanzenstoffe

All jene Inhaltsstoffe, die eine Pflanze als Abwehrstoffe gegen Schädlinge und Krankheiten, als Wachstumsregulatoren bzw. Farb-, Duft- oder Geschmacksstoffe bildet, sind sekundäre Pflanzenstoffe. Obwohl sie nur in winzigen Mengen vorkommen, wirken sie unter anderem antioxidativ, d. h. sie bieten Schutz vor freien Radikalen, die Zellen oxidativ schädigen, und haben eine das Krebsrisiko senkende Funktion. Sie schützen vor Pilz-, Bakterien- und Virenbefall und stärken als Immunmodulatoren das Immunsystem. Hier einige sekundäre Pflanzenstoffe, die die Aloe vera für unsere Gesundheit bereithält: Anthraglykoside, die wie das Aloin in der Blattrinde zu finden sind, haben bakterientötende und abführende Wirkung. Lignine regen als Ballaststoffe die Verdauung an. Salicylsäure ist eine natürlich schmerzstillende und entzündungshemmende Substanz. Entzündungshemmende Steroide und hormonähnliche Prostaglandine sind an einer Vielzahl von Stoffwechselprozessen im Körper beteiligt. Tannine (Gerbstoffe) hemmen Entzündungen und Infektionen und sorgen dafür, dass die Aloe vera bei Verletzung die Hautporen schließt. Katechine sind antibakteriell, entzündungshemmend und Blutdruck regulierend. Bitterstoffe steigern die Magen- und Gallensaftsekretion, wirken appetitanregend und verdauungsfördernd. Sie sind in der Rinde und in geringen Mengen auch im Gel enthalten.

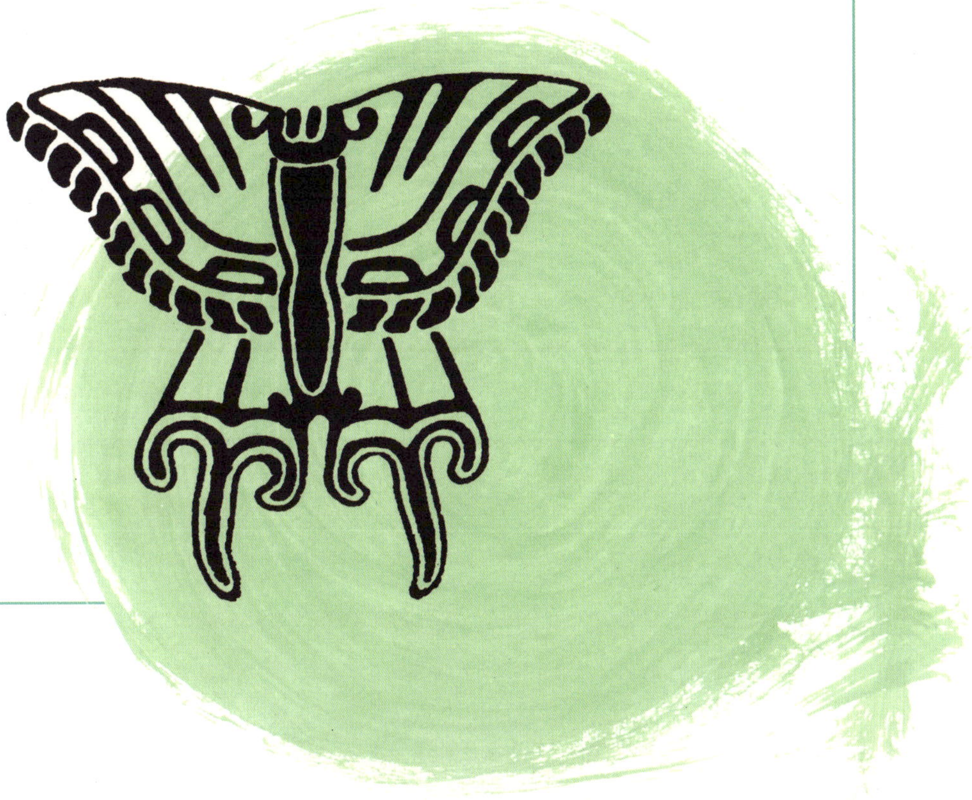

Doktor Aloe – die Behandlung von Beschwerden

Wer die Aloe vera erst einmal für sich entdeckt hat, möchte ihre heilenden Kräfte nicht mehr missen. Nachfolgend können Sie sich darüber informieren, wie Sie Beschwerden oder Krankheiten mit Aloe-vera-Frischblatt, Aloe-vera-Gel und Aloe-vera-Saft äußerlich oder innerlich erfolgreich therapieren. Bei unklaren Symptomen oder längerer Erkrankung sollten Sie jedoch unbedingt einen Arzt konsultieren.

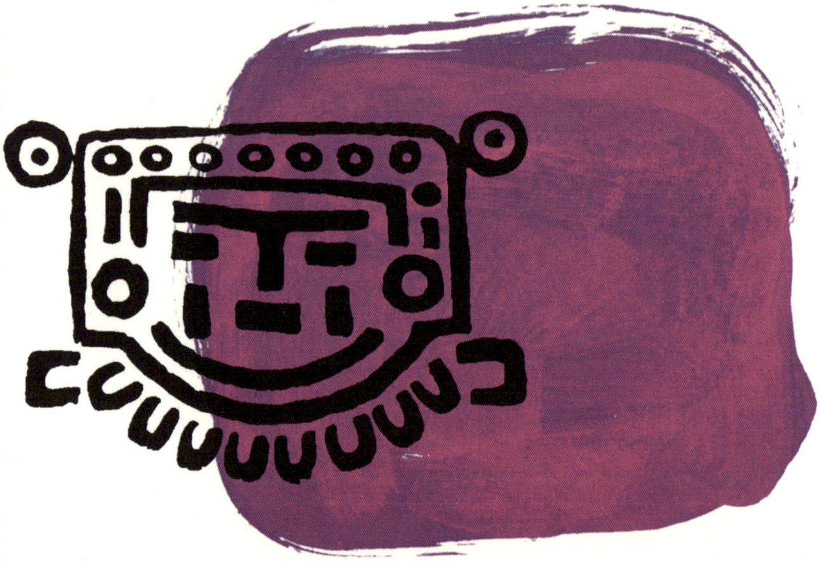

Indikation

Abszess

Anwendung

1–2 cm Aloe-vera-Frischblatt
plus 2–3 Tropfen Calendulaöl

Maßnahme

Bakterien sind die Verursacher von Eiteransammlungen, die sich zum Abszess entwickeln können. Ein akuter Abszess zeigt Zeichen einer Entzündung wie: Schwellung, Rötung, Schmerzhaftigkeit und Wärme. Wenn das entzündete Gewebe über der Abszesshöhle sehr dünn wird, kann der Abszess aufbrechen. Desinfizieren Sie Ihre Hände und den Bereich um den Abszess. Geben Sie 2–3 Tropfen entzündungshemmendes Calendulaöl auf das Aloe-vera-Blatt. Tupfen Sie die Entzündung 2-mal täglich vorsichtig damit ab.

Indikation

Akne

Anwendung

1–2 cm Aloe-vera-Frischblatt
plus 2–3 Tropfen Calendulaöl
Kompresse aus Aloe-vera-Saft
2–3-mal täglich 30 ml Aloe-vera-Saft

Maßnahme

Nicht nur Jugendliche, sondern auch immer mehr Erwachsene leiden unter Akne. Oft sind hormonelle Veränderungen, Umweltfaktoren, Stress oder falsche Kosmetika daran schuld. Durch eine vermehrte Talgproduktion und gestörte Verhornung kommt es zu einer Behinderung des Talgabflusses an die Hautoberfläche. Pickel, Mitesser oder sogar eitrige Knoten entstehen.

Das rötlich-gelbe Calendulaöl hilft in vielen Fällen: bei gestörten Hautfunktionen, schlecht heilenden Wunden oder Verbrennungen, bei Krampfadern, Akne und trockener, gereizter oder empfindlicher Haut.

Morgens und abends die betroffenen Partien mit lauwarmem Wasser reinigen. Geben Sie dann einige Tropfen Calendulaöl auf das Aloe-vera-Frischblatt und streichen Sie damit über die Haut. Für eine Kompresse tauchen Sie Wattepads in Aloe-vera-Saft, legen sie auf die betroffenen Stellen und lassen sie 10 Minuten einwirken. Zusätzlich zur Stabilisierung von Stoffwechsel und Darm nehmen Sie 2–3-mal täglich 30 Milliliter Aloe-vera-Saft ein.

Die Aloe vera bringt auf sanfte Weise das bei Allergien gestörte Immunsystem in ein Gleichgewicht, denn ihre Fettsäuren sind in der Lage, die Allergenaufnahmetoleranz zu erhöhen.

Indikation

Allergien

Anwendung

2-mal täglich 20 ml Aloe-vera-Saft

Maßnahme

Schon kleinste Mengen allergieauslösender Substanzen können bei Allergikern Niesattacken, Atemnot und Augenjucken hervorrufen oder bestimmte Hautbereiche zum Jucken, Röten, Schwellen und Nässen bringen. Mit Aloe vera harmonisieren Sie auf sanfte Art überschießende Immunreaktionen. Dazu nehmen Sie über mehrere Monate Aloe-vera-Saft als Nahrungsergänzung ein: zunächst 2-mal täglich 20 Milliliter. Sobald sich die Allergieanfälligkeit deutlich verbessert, reduzieren Sie auf 15 Milliliter. Irritierte Haut können Sie darüber hinaus mit Aloe-vera-Saft-Kompressen kühlen und beruhigen.

Indikation

Altersbeschwerden

Anwendung

2-mal täglich 25 ml Aloe-vera-Saft

Maßnahme

Wer seine jugendliche Präsenz und Vitalität auch in reifem Alter behalten möchte, sollte regelmäßig auf Aloe vera als innerliche Anwendung zurückgreifen. Aloe vera wirkt positiv auf das Herz-Kreislauf-System und die Verdauung und stabilisiert die Abwehrkräfte. Bereits 25 Milliliter Aloe-vera-Saft 2-mal täglich in einem Glas Wasser oder Fruchtsaft eingenommen, kann Nahrungsdefizite ausgleichen, den Körper stärken und zu neuer Lebensfreude verhelfen. Diese Dosis können Sie allmählich auf 2-mal täglich 30 Milliliter steigern. Je früher Sie mit dieser einfachen »Happy-Aging-Kur« beginnen, desto effektvoller ist sie.

Indikation

Azidose (Übersäuerung)

Anwendung

500 ml Aloe-vera-Frischblattsaft pro Tag

Maßnahme

Verschiebt sich der pH-Wert des menschlichen Organismus in den sauren Bereich, ist der Körper übersäuert und Krankheiten können sich leichter entwickeln. Mit Teststreifen aus der Apotheke stellen Sie den Säuregehalt im Urin fest. Der optimale pH-Wert des Morgenurins liegt zwischen 6,2 und 6,5. Je niedriger der pH-Wert ist, desto saurer ist der Urin. Wer übersäuert ist, sollte seine Ernährung auf pflanzliche Frischkost wie Obst und Salate umstellen und Säurebildner wie Kaffee, Fisch und Fleisch meiden. Trinken Sie zusätzlich zwei Monate lang über den Tag verteilt 500 Milliliter Aloe-vera-Frischblattsaft.

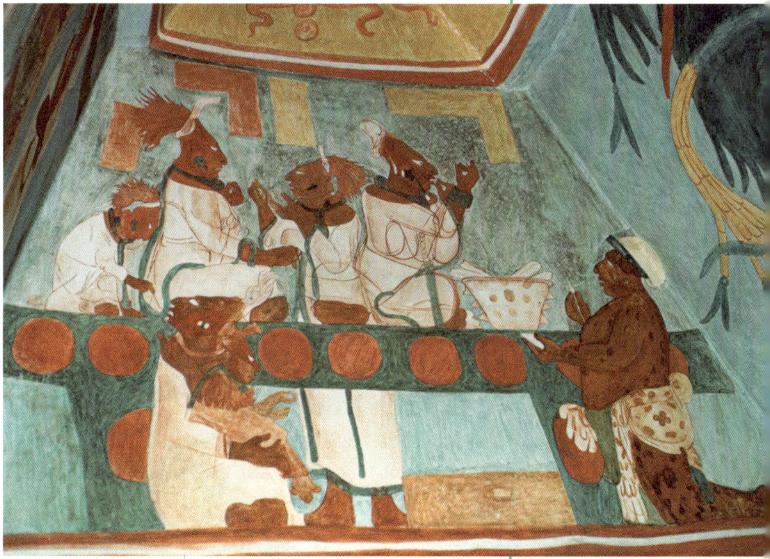

In einem Maya-Grab: Gewölbefresko mit realistischer Malerei, um 700, Bonampak.

Indikation

Ekzeme

Anwendung

1–2 cm Aloe-vera-Frischblatt plus 2–3 Tropfen Schwarzkümmelöl
3 Monate 2-mal täglich je 15 ml Aloe-vera-Saft

Maßnahme

Was ganz allgemein als eine Entzündung der Haut definiert wird, kann einem ganz praktisch die Freude am Leben vergällen – das Ekzem. Die Haut ist trocken, juckt stark und zeigt Flecken, Papeln, Pusteln, Schuppen oder Bläschen, die beim Platzen Schorf bilden. Meistens deutet das Ekzem auf eine Stoffwechsel-

Von Natur aus maßgeschneidert für unsere diversen menschlichen Schwachstellen – das ist die Aloe vera. Ob innerlich oder äußerlich angewendet: Sie ist ein besonders vielseitig einsetzbares Heilmittel.

störung bzw. toxische Belastung des Körpers hin und hat eine lange Bestandsdauer. Mit ihrer entgiftenden, Leber und Darm harmonisierenden, Lymphe und Stoffwechsel anregenden Wirkung hilft die Aloe hier bestens. Betupfen Sie die ekzematischen Hautpartien mehrmals täglich vorsichtig mit einem 1–2 Zentimeter großen Aloe-vera-Frischblatt, das Sie jeweils mit 2–3 Tropfen Schwarzkümmelöl tränken. Zusätzlich sollten Sie etwa drei Monate 2-mal täglich je 15 Milliliter Aloe-vera-Saft einnehmen.

Indikation

Erfrierungen

Anwendung

20 ml Avocadoöl plus 40 ml Aloe-vera-Frischblattgel

Maßnahme

Sind Ihre Finger, Zehen, Nase, Ohren oder Wangen ungeschützt anhaltender Kälte ausgesetzt, kann es zu Gewebeschädigungen der Haut und der tiefer liegenden Schichten kommen. Erfrierungen können auch passieren, wenn kein Frost ist. Temperaturen deutlich über null Grad in Kombination mit Nässe, Wind und feuchter Kleidung verstärken die Auskühlung der Körperteile schon ausreichend. Das Anfangsstadium einer Erfrierung erkennen Sie an einer grauweißen und gefühllosen Haut, die beim Erwärmen zu jucken und zu brennen beginnt.

Aus 20 Milliliter Avocadoöl und 40 Milliliter Aloe-Frischblattgel mischen Sie einen Heilbalsam, den Sie mehrmals am Tag sanft auf die erfrorene Körperstelle auftragen. Reiben Sie die Haut nicht, dadurch wird sie zusätzlich geschädigt. Verwenden Sie diesen Balsam jeweils nur einen Tag.

Indikation

Erschöpfung und Müdigkeit

Anwendung

3-mal täglich 20 ml Aloe-vera-Saft

Maßnahme

Immer schlapp, immer kaputt? Erschöpfung schleicht sich oft über Jahre in den Alltag ein. Mehrfachbelastung durch Arbeit und Familie, Stress, mangelhafte Regeneration: Irgendwann sind die Energiereserven verbraucht. Wenn körperliche und geistige Müdigkeit über sechs Monate besteht, sollten Sie einen Arzt aufsuchen, um andere Erkrankungen als Ursache der Symptome auszuschließen. Ansonsten können Ihnen 3-mal täglich 20 Milliliter Aloe-vera-Saft helfen, neue Kraft zu schöpfen. Zusätzlich erfrischen Sie sich, wenn Sie Ihre Gesichtshaut mit Frischblatt plus 2–3 Tropfen Jojobaöl behandeln.

Indikation

Fußpilz

Anwendung

100 ml Aloe-vera-Gel, 500 ml warmes Wasser plus 2–3 Tropfen Teebaumöl

Maßnahme

Wo der Mensch auch hinkommt: Der Pilz ist schon da. Schwimmbäder, Saunen oder Umkleidekabinen bieten ihm die optimalen Lebensbedingungen. Wen wundert es da, dass Fußpilz bei uns zu den häufigsten Hauterkrankungen überhaupt gehört? Bevor Sie einen Hautarzt aufsuchen, können Sie die antimykotischen Eigenschaften der Aloe vera gegen Ihren ungebetenen Gast einsetzen. Mischen Sie 100 Milliliter Aloe-vera-Gel mit 500 Milliliter warmem Wasser plus 2–3 Tropfen Teebaumöl. Baden Sie Ihre Füße 1-mal täglich 15 Minuten darin. Als zusätzliche Maßnahme behandeln Sie die betroffenen Hautstellen mit Aloe-Frischblattgel.

Teebaumöl ist eine nahezu farblose bis blassgelbe Flüssigkeit. Es verströmt einen recht medizinischen, aber nicht unangenehmen, charakteristischen Geruch, der entfernt an Eukalyptusöl erinnert. Es ist in Australien schon seit mehreren tausend Jahren bekannt und gilt als eine Art Urmittel mit der keimabtötenden Wirkung von Penicillin.

Indikation

Gastritis

Anwendung

3-mal täglich 30 ml Aloe-vera-Saft

Maßnahme

Heftiger Magendruck, Völlegefühl, Magenschmerzen, Übelkeit und saures Aufstoßen nach dem Essen sind die Symptome einer Gastritis, einer Magenschleimhautentzündung. Versuchen Sie, Alkohol, Kaffee, scharf gewürzte Speisen und Zigaretten soweit wie möglich zu reduzieren bzw. komplett zu meiden. Nehmen Sie mehrere kleinere Mahlzeiten pro Tag zu sich mit überwiegend leicht verdaulicher Kost wie Gemüse, Gedünstetem oder Obst. So oft Sie möchten, sollten Sie Joghurt, Müsli und ähnliche Speisen mit einigen Aloe-vera-Stückchen aus dem Frischblattgel aufwerten. Nehmen Sie außerdem 3-mal täglich 30 Milliliter Aloe-vera-Saft ein.

Indikation

Gicht

Anwendung

3-mal täglich 25 ml Aloe-vera-Saft

Maßnahme

Gicht ist eine ernährungsbedingte Stoffwechselkrankheit. Wegen eines erhöhten Harnsäurespiegels werden Harnsäurekristalle im Bindegewebe (vor allem Haut, Gelenke) abgelagert mit dem Ergebnis schmerzhafter Entzündungen. Das Gegenmittel: weniger Fleisch und Alkohol, viel Obst, Gemüse und Vollkornprodukte. Aloe vera kann Schmerzen lindern und den Rückgang der Krankheit beschleunigen. Dazu nehmen Sie 3-mal täglich 25 Milliliter Aloe-vera-Saft ein. Schmerzenden Gelenken tut eine Behandlung mit Aloe-vera-Frischblattgel morgens und abends gut. Eine Kompresse mit Aloe-vera-Saft hilft beim akuten Gichtanfall.

Die Krankheit Gicht tritt heutzutage zwar seltener auf als früher, doch ganz verschwunden ist sie nicht. Die Aloe kann hier in der innerlichen und äußerlichen Anwendung große Erleichterung bringen.

Indikation

Grippe

Anwendung

2-mal täglich je 20 ml Aloe-vera-Saft oder -Gel

Maßnahme

Grippe ist eine sehr ansteckende Infektionskrankheit der Atemwege, meistens verursacht durch Viren über Tröpfcheninfektion. Sie ist eine ernst zu nehmende Krankheit, da sie bedrohliche Komplikationen wie beispielsweise eine Lungenentzündung zur Folge haben kann. Meistens geht sie mit plötzlichem hohem Fieber einher, Gliederschmerzen und einem schweren Krankheitsgefühl. Suchen Sie spätestens dann Ihren Hausarzt auf, wenn die Beschwerden nach zwei Tagen noch nicht abgenommen haben. Die Aloe unterstützt den Heilungsprozess positiv: Nehmen Sie 2-mal täglich je 20 Milliliter Aloe-vera-Saft oder -Gel ein.

Indikation

Hämorrhoiden

Anwendung

Frischblatt-Gelstücke in Zäpfchenform

Maßnahme

Wenn es am After juckt, brennt oder schmerzt, können Hämorrhoiden dafür verantwortlich sein. Dies sind krampfaderartige Erweiterungen der Venen im Übergang vom Mastdarm zum Enddarm. Dadurch schwillt das Gewebe an und behindert den Stuhlabgang. Die Ursache für Hämorrhoiden ist meistens eine angeborene Bindegewebsschwäche, aber auch chronische Verstopfung wegen ballaststoffarmer Ernährung, mangelnde Flüssigkeitszufuhr, eine sitzende Tätigkeit, Übergewicht und zu wenig Bewegung. Linderung bringen Frischblattgelstücke, die Sie wie Zäpfchen zuschneiden und vor dem Schlafengehen nicht zu tief in den After einführen.

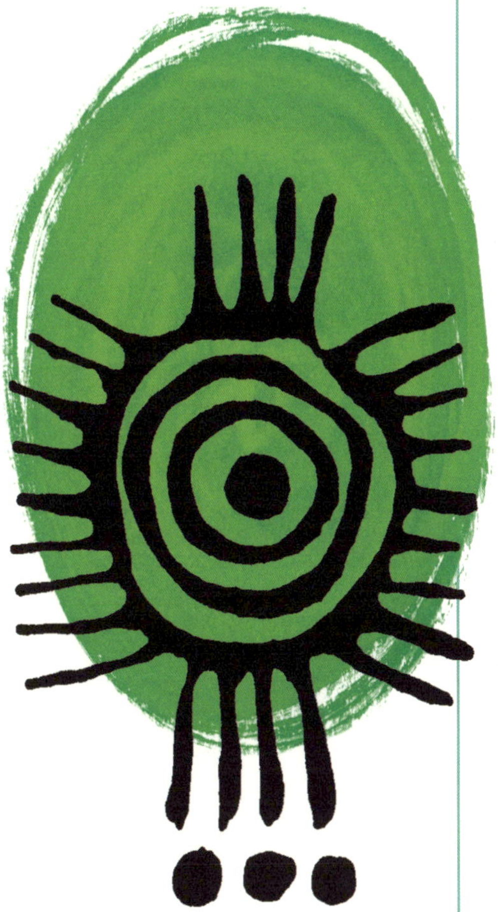

Indikation

Infektanfälligkeit

Anwendung

**3-mal täglich 25 ml Aloe-vera-Saft
3 Monate lang**

Maßnahme

Trifft es Sie auch jedes Jahr, wenn die feuchtkalte Witterung einsetzt? Ist Ihr Organismus angeschlagen, etwa durch Stress oder Überarbeitung? Dann sollten Sie sich einen Kick für Ihr Immunsystem gönnen. Unser menschliches Immunsystem ist ein komplexes Geflecht verschiedener Regelkreise und Organsysteme, in dem Darm, Leber, Lymphsystem, Blut, Hormone und Durchblutung eine wesentliche Rolle spielen.

Machen Sie eine Trinkkur, um sich verstärkt vor den Angriffen körperfremder Stoffe zu schützen, am besten über einen Zeitraum von drei Monaten. Nehmen Sie 3-mal täglich je 25 Milliliter Aloe-vera-Saft ein.

Um die lindernden Inhaltsstoffe der Aloe in die Haut zu befördern, benötigt man Fettmoleküle, die der Pflanze selbst fehlen. Naturreine Pflanzenöle leisten hierbei beste Dienste.

Indikation

Juckreiz

Anwendung

1–2 cm Aloe-vera-Frischblatt plus 2–3 Tropfen Borretschsamenöl

Maßnahme

Juckreiz kann das gesamte Wohlbefinden enorm beeinträchtigen und ist ein Zeichen dafür, dass die Haut mit giftigen oder allergieauslösenden Stoffen in Kontakt gekommen ist oder diese von innen ausscheidet.
Um den Juckreiz zu stillen, geben Sie 2–3 Tropfen Borretschsamenöl auf die betroffenen Partien und verstreichen das Öl mit einem 1–2 Zentimeter großen Aloe-vera-Frischblattstück. Ist der Juckreiz mit Rötungen und Schwellungen verbunden, helfen kühle Kompressen: Tränken Sie dazu ein Baumwolltuch mit Aloe-vera-Saft und legen es 10 Minuten auf die juckenden Stellen, Rötungen oder Schwellungen.

Indikation

Krampfadern

Anwendung

2-mal täglich 20 ml Aloe-vera-Saft 3 cm Aloe-vera-Frischblattstück plus 2–3 Tropfen Avellanaöl

Maßnahme

Krampfadern sind Zeichen einer Venenerkrankung mit erweiterten, verlängerten oder geschlungenen Venen. Bindegewebsschwäche in Verbindung mit langem Stehen oder Sitzen, mangelnder Bewegung und Übergewicht fördert die Ausbildung von Krampfadern. Halten Sie daher Ihre Venen in Schwung mit Gehen, Schwimmen oder Radfahren und machen Sie täglich einige Minuten Venengymnastik. Nehmen Sie 2-mal täglich 20 Milliliter Aloe-vera-Saft ein und mischen Sie kleine Frischblattstückchen in Ihr Müsli oder Ihren Joghurt. Müde Beine beleben Sie mit einer Frischblattmassage plus 2–3 Tropfen bindegewebsstärkendem Avellanaöl.

Indikation

Magen-Darm-Beschwerden

Anwendung

3-mal täglich je 20 ml Aloe-vera-Saft; 20 ml Kleiner Schwedenbitter

Maßnahme

Völlegefühl, Sodbrennen oder Blähungen: Vor allem Stress und Ernährungsfehlern verdanken wir diese Probleme unseres Verdauungstraktes. Obwohl nicht lebensbedrohlich, können sie doch die Lebensqualität beeinträchtigen. Vermeiden Sie üppige Mahlzeiten, Kaffee und Alkohol. Essen Sie lieber mehrere kleine ballaststoffreiche Snacks. Nehmen Sie 3-mal täglich je 20 Milliliter Aloe-vera-Saft ein. Als Alternative können Sie Gelwürfelchen aus einem Stück Frischblatt schneiden und diese unter Ihr Essen mengen. Zudem sollten Sie ein Gläschen Kleinen Schwedenbitter mit Aloe (siehe Seite 82) nach dem Essen trinken.

Indikation

Menstruationsprobleme

Anwendung

2-mal täglich 25 ml Aloe-vera-Saft

Maßnahme

Unpünktliche Monatsblutung, ziehende Schmerzen und Krämpfe im Unterbauch: Für viele Frauen ist die Periode eine anstrengende, mitunter gefürchtete Zeit. Vorbeugend helfen

Regelschmerzen können bei manchen Frauen erheblich die Lebensqualität beeinträchtigen. Doch diese Schmerzen lassen sich durch Aloe lindern. Und auch wenn es Ihnen schwer fällt, sollten Sie ohne Anstrengung körperlich aktiv bleiben. Denn Bewegung fördert die Durchblutung im Unterleib und wirkt dadurch entspannend und schmerzlindernd.

Entspannung, ausgewogene Lebensführung und Bewegung in Kombination mit Aloe-vera-Saft. Nehmen Sie 2-mal täglich 25 Milliliter Aloe-vera-Saft ein, denn Aloe harmonisiert den Stoffwechsel des Körpers, beeinflusst positiv die Regeneration der Gebärmutterschleimhaut und die zyklische Produktion der Hormone Östrogen und Progesteron. Seien Sie während der Periode ruhig einmal egoistisch. Stellen Sie Ihr Ruhebedürfnis über Ihre Pflichten.

Indikation

Mundschleimhautentzündung

Eine Mundschleimhautentzündung kann sich durch Schmerzen, Schwellungen, Rötung, Brennen oder Zahnfleischbluten äußern. Hier ist die leicht antiseptische und wundheilende Wirkung der Aloe gefragt.

Anwendung

3-mal täglich 15 ml Aloe-vera-Saft »kauen«

Maßnahme

Jeder weiß, wie schmerzhaft Entzündungen im Mund sind. Die Ursachen können vielfältig sein: Schäden an den Zähnen, Wärme- oder Kältereize, mangelhafte Mundhygiene, Viren, Pilze und Bakterien, schwache Abwehrkräfte. Nehmen Sie 3-mal täglich 15 Milliliter Aloe-vera-Saft ein und bewegen Sie ihn etwa 30 Sekunden im Mund hin und her, bevor Sie ihn hinunterschlucken. So kommt seine schleimhautregenerierende Wirkung voll zum Tragen. Sie können auch das Gel direkt von einem Stück Frischblatt in die Mundschleimhaut einmassieren. Ist das Immunsystem stark und die Mundflora intakt, haben Mundgeruch, Bakterien und Co. keine Chance.

Indikation

Narben

Anwendung

20 ml Frischblattgel
20 ml Avocadofruchtfleisch plus
60 ml Aloe-vera-Frischblattgel
10 ml Avellanaöl und
20 ml Aloe-vera-Frischblattgel

Maßnahme

Narbengewebe ist weniger elastisch und belastbar als die ursprüngliche Haut. Die Narbe bleibt hell, da ihr die für die Hautfärbung zuständigen Melanozyten fehlen. Damit sie sich dem Hautton anpasst, weicher und glatter wird, massieren Sie mehrmals täglich 20 Milliliter Aloe-vera-Gel ein. Für eine narbenfreie Heilung mischen Sie 20 Milliliter Fruchtfleisch einer reifen Avocado mit 60 Milliliter Aloe-vera-Gel und bestreichen die Wunde mehrmals täglich. Schmerzende und wetterfühlige Narben massieren Sie sanft mit einem Balsam aus 10 Millilitern Avellanaöl und 20 Millilitern Aloe-vera-Gel. Die Haut wird elastischer, Verhärtungen etwas weicher.

Indikation

Nervenschmerzen

Anwendung

2–3 cm Aloe-vera-Frischblatt

Maßnahme

Missempfindungen, stechende Schmerzen, in Schüben auftretend oder konstant: Nervenschmerzen bzw. Neuralgien können unser Leben sehr stark beeinträchtigen. Auslöser kann ein Virus sein, das (wie bei Gürtelrose) den Nerv angreift oder Giftstoffe wie Alkohol. Außerdem möglich sind Verletzungen, Vitaminmangel, Druck auf den Nerv oder verspannte Muskelpartien dank einseitiger Körperhaltung. Streichen Sie mehrmals täglich reines Aloe-vera-Gel sanft auf die schmerzende Stelle auf. Dazu reicht ein 2–3 Zentimeter großes Frischblattstück. Alternativ klopfen Sie 20 Milliliter Aloe-vera-Saft ein.

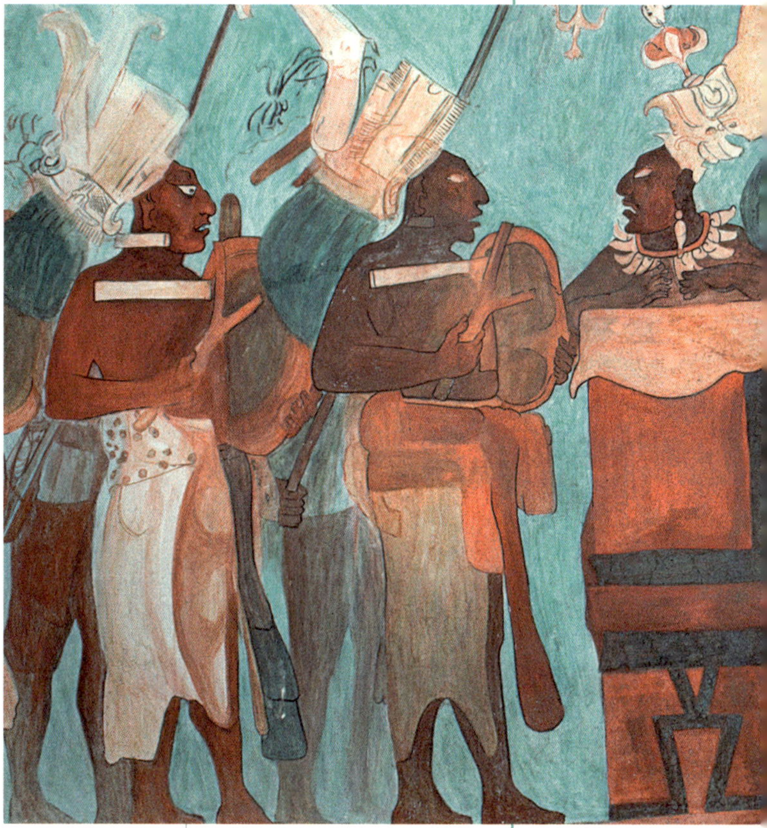

In leuchtenden Farben gemalt: Szenen aus dem kulturellen Leben der Maya.

Indikation

Neurodermitis

Anwendung

1-mal täglich 10 ml Aloe-vera-Saft
2–3 cm Aloe-vera-Frischblatt plus 2–3 Tropfen Schwarzkümmelöl bzw. Sesamöl

Maßnahme

Neurodermitis – auch atopisches Ekzem genannt – bezeichnet die immer wiederkehrende Entzündung der Haut mit Rötung, Nässen, Schuppung und Krustenbildung. Ihr Erscheinungsbild ist vielfältig und altersabhängig. Sie gehört in hautärztliche Behandlung. Wie es zum Ausbruch einer Neurodermitis kommt, ist noch nicht vollständig geklärt. Fest steht, dass die Veranlagung von den Eltern an die Kinder weitergegeben wird. Aller-

Gutes Schwarzkümmelöl wird aus dem ägyptischen Samen von Nigella sativa hergestellt. Es ist ein fettes, meist grünbraunes, klares Öl mit würzigem Geruch und leicht scharfem Geschmack.

gische Disposition, Umwelteinflüsse und psychische Faktoren dürften außerdem einen Anteil haben. Gegen den kaum zu unterdrückenden Juckreiz sowie die trockene Haut kombinieren Sie innere und äußere Aloe-vera-Anwendung. Beginnen Sie mit der Einnahme von 1-mal täglich 10 Milliliter Aloe-vera-Saft. Diese Dosis steigern Sie auf bis zu 30 Milliliter 2-mal täglich, wenn Sie den Saft gut vertragen. Ekzeme betupfen Sie mit 2–3 Zentimeter Aloe-vera-Frischblatt plus wahlweise 2–3 Tropfen Schwarzkümmelöl bzw. Sesamöl.

Indikation

Schwangerschaftsstreifen

Anwendung

1–2 cm Aloe-vera-Frischblatt plus 2–3 Tropfen Avellanaöl

Maßnahme

Hormonelle Umstellungen lockern das Bindegewebe der werdenden Mutter, damit die Bauchdecke sich dehnen kann. Dadurch werden die elastischen Fasern der Haut stark beansprucht und es können Dehnungsstreifen entstehen – mitunter auch an Bauch, Oberschenkeln, Po und Brust. Nach der Entbindung bleiben sie als streifige, anfänglich bläulichrote, später weißliche Verdünnung der Haut zurück. Geben Sie morgens und abends 2–3 Tropfen Avellanaöl auf ein 1–2 Zentimeter starkes Aloe-vera-Frischblattstück. Fahren Sie damit über die Schwangerschaftsstreifen, die sich dadurch der umgebenden Haut farblich anpassen und nicht mehr auffallen.

Indikation

Schwitzen

Anwendung

Gel von 2–3 cm Aloe-vera-Frischblatt
3-mal täglich 25 ml Aloe-vera-Saft

Maßnahme

Wer übermäßig schwitzt, kann das Gel von 2–3 Zentimeter Aloe-vera-Frischblatt direkt in die Achselhöhle auftragen (Vorsicht, das Gel verursacht Flecken) oder alternativ fertige Aloe-vera-Sprays bzw. Aloe-vera-Tonikum kaufen. Aloe wirkt mild desodorierend und erfrischend, ohne die natürlichen Ausscheidungsprozesse über die Haut zu unterbinden. Kombiniert mit der inneren Einnahme von 3-mal täglich 25 Milliliter Aloe-vera-Saft, können Sie der übermäßigen Schweißbildung begegnen, da Sie den Stoffwechsel positiv beeinflussen. Tragen Sie zudem luftdurchlässige und feuchtigkeitsabsorbierende Kleidung, z. B. aus Baumwolle.

Indikation

Wechseljahre

Anwendung

3-mal täglich 15 ml Aloe-vera-Saft
Scheidenzäpfchen

Maßnahme

In den Wechseljahren produzieren die Eierstöcke immer weniger Sexualhormone. Das kann unter anderem zu einem schnelleren Austrocknen der Schleimhäute führen, speziell der Scheidenschleimhaut. Normalerweise kann die Scheidenflüssigkeit der Vagina der Besiedelung durch Krankheitserreger entgegenwirken. Doch je trockener sie wird, desto anfälliger ist sie.
Um ihre Schutzfunktion aufrechtzuerhalten, nehmen Sie 3-mal täglich 15 Milliliter Aloe-vera-Saft ein. Für die nächtliche Regeneration schneiden Sie aus einem Stück Frischblattgel ein Scheidenzäpfchen zu und führen es abends ein.

Aloe-vera-Saft hat einen eigenen Geschmack. Wem dieser herbe Touch zu viel ist, kann den Saft auch verdünnt trinken. Mischen Sie ihn mit (frisch gepresstem) Fruchtsaft oder Wasser. Vermeiden sollten Sie einen Mix aus Aloe mit heißen Getränken, da ihre hitzeempfindlichen Enzyme sonst in ihrer Wirkung eingeschränkt werden.

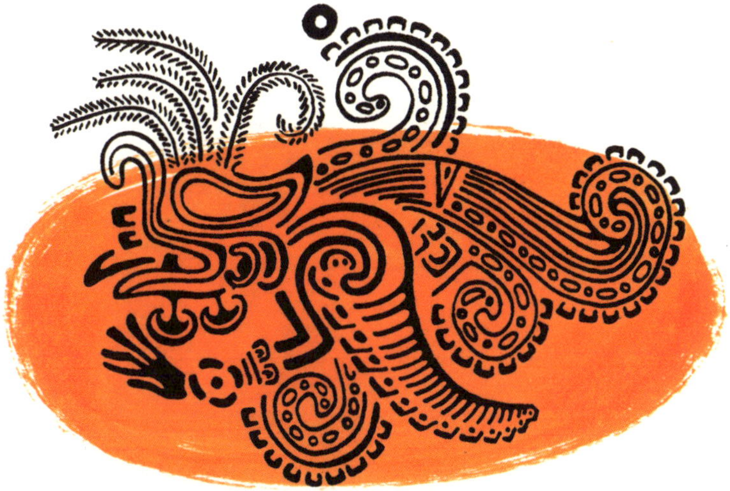

Doktor Aloe – Darreichungsformen und Anwendung

Die Aloe vera ist groß in Mode: Von mit Aloe veredelten Textilien bis hin zu Shampoos gibt es fast alles, was das Herz begehrt. Für den Einsatz in Ihrer Hausapotheke und für Ihre Gesundheit können Sie kaum etwas Besseres tun, als das Frischblatt einer Aloe-Pflanze zu verwenden oder ein hochwertiges Aloe-vera-Gel oder erstklassigen Aloe-vera-Saft im Naturkostladen oder Reformhaus zu erwerben.

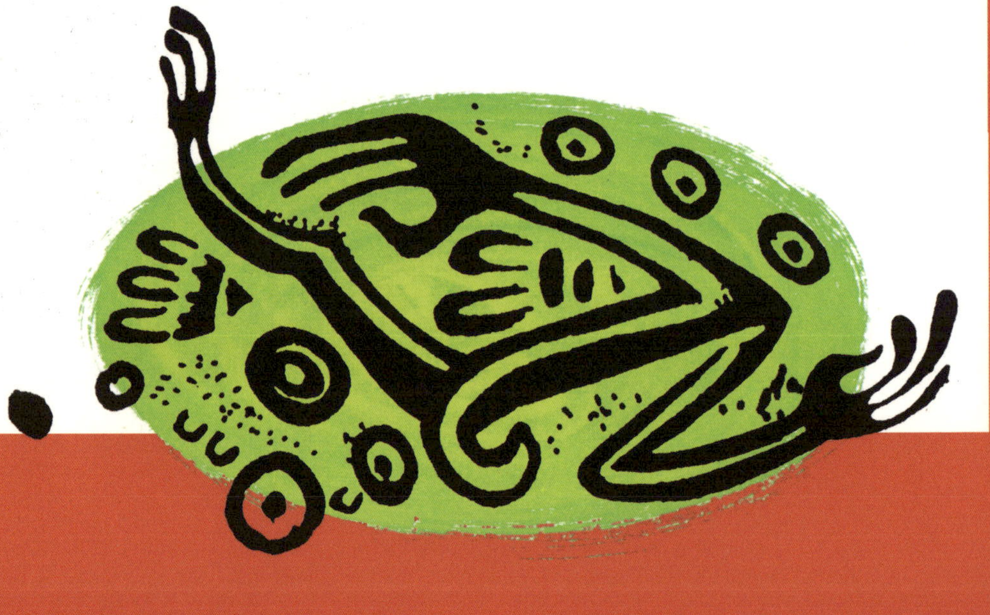

Das Blatt ist die Basis

Ausgangsstoff für die innerliche und äußerliche Selbstmedikation und für selbst gemachte Kosmetik ist das Aloe-vera-Frischblatt. Ein Frischblatt sollte sich prall und elastisch anfühlen und am besten aus kontrolliert biologischem Anbau kommen. Bei dreimaliger täglicher Anwendung reicht ein Frischblatt etwa 14 Tage. Es darf nur in Küchenpapier gewickelt werden, der Anschnitt in Frischhaltefolie. Im Gemüsefach des Kühlschranks hält sich ein Blatt bei zehn Grad etwa vier bis sechs Wochen. Blätter, die leicht harzig riechen, sollten Sie meiden, da sie vermutlich aus einer Monokulturplantage stammen. Zahlreiche Versuche haben ergeben, dass das frische Blatt grundsätzlich eine stärkere Wirkung hat als sämtliche im Handel angebotenen Aloe-vera-Extrakte, selbst wenn sie noch so schonend gewonnen und gut konserviert sind.

So kommen Sie ans Blattfilet

Wollen Sie alles nutzen, was die Aloe zu bieten hat, müssen Sie das Aloe-vera-Gel des Blattmarks, das so genannte Pflanzenfilet verwenden. Nur das von Hand herausgeschälte Mark enthält die Gesamtheit der wertvollen Substanzen. Das Aloe-vera-Gel aus dem Inneren des Aloe-Blattes besteht zu 96 Prozent aus Wasser. Es ist transparent und ein bisschen schleimig. Zu seiner Gewinnung müssen Blattrinde und Blattgrün sorgfältig entfernt werden, damit kein Aloin mehr enthalten ist. Legen Sie dazu das Aloe-vera-Frischblatt auf ein Stück Küchenpapier und schneiden Sie vom breiteren Ende quer zur Blattlänge ein etwa zwei Zentimeter breites Stück ab. Nun geben Sie dem Blatt drei Minuten Zeit, bis das für die Anwendung ungeeignete stark reizende, gelblich bittere Aloin aus dem Blatt ausgetropft ist. Danach noch einmal etwa einen halben Zentimeter abschneiden, um vor Aloin-Resten sicher zu sein. Jetzt erst schneiden Sie die Blatt-

Ein Aloe-vera-Frischblatt enthält in seinem Inneren eine gelartige Masse und außen als Schutz eine feste Blattrinde. Da das Blattgrün Stoffe enthält, die für Verzehr und Behandlung ungeeignet sind, sollten Sie sich für die Anwendung zu Hause beim Schälen genau an die nebenstehende Vorgehensweise halten.

scheibe für Ihre Anwendung ab; sie sollte etwa zwei Zentimeter dick sein. Entfernen Sie mit einem Messer die dornigen Ränder. Teilen Sie das Blattstück längs in der Mitte. Nun halten Sie das Blattstück an der äußeren grünen Schale und tragen das freigelegte klare, schleimige und geruchsneutrale Pflanzengel wie mit einem Schwamm auf. Dabei unbedingt aufpassen, dass Sie nicht mit dem Bitterstoff Aloin in Berührung kommen, der sich unter der grünen Blattrinde befindet. Für jede neue Anwendung schneiden Sie von Ihrem Frischblatt wegen des aloinhaltigen, verharzten Anschnitts eine dünne Scheibe ab. Die Schnittstelle sollten Sie in Frischhaltefolie oder Küchenpapier einwickeln.

Sie können frisches Aloe-vera-Blattfilet auch gut einfrieren: Schälen Sie hierfür das Blatt und schneiden Sie das innere Blattfilet in Einzelportionen, die Sie dann nach Bedarf auftauen können.

Das Aloe-vera-Mazerat

Das Gel können Sie für die äußerliche Anwendung zur Hautpflege mit einem naturreinen und kaltgepressten Öl, wie zum Beispiel Aprikosenkern-, Mandel- oder Jojobaöl, anreichern. So geben Sie der ölfreien Aloe eine Trägersubstanz für den Transport der Wirkstoffe in die Haut. Dazu zerdrücken Sie das Gel mit einer Gabel im Basisöl und erhalten ein Aloe-vera-Mazerat. Sie sollten es stets frisch zubereiten und sofort anwenden.

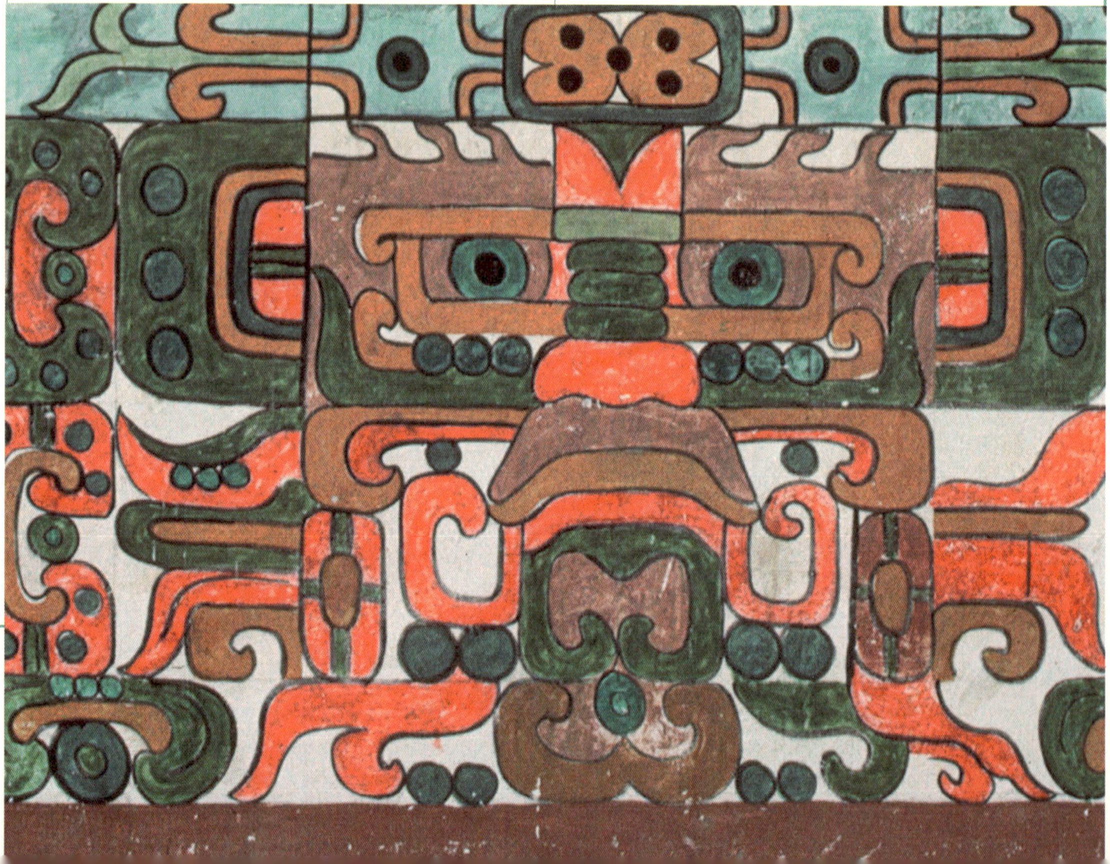

Charakteristika der Maya-Kunst: Gestaltungsreichtum und starke Linienführung.

Der Aloe-vera-Saft

Sie können Ihrem Körper die heilenden Wirkstoffe der Aloe vera sowohl von innen durch regelmäßiges Trinken von Aloe-vera-Saft zuführen, als auch durch die äußere Anwendung über die Haut. Der Saft dringt sehr schnell ein und verleiht ein glattes Aussehen. Seine entzündungshemmende Wirkung hilft bei unreiner Haut und Akne. Achten Sie beim Einkauf auf die wichtigsten Kennzeichen eines guten Aloe-vera-Saftes: Er ist rein und unverdünnt, ihm wurde kein Wasser zugesetzt. Er enthält keine Zitronensäure bzw. Konservierungsstoffe. Nur das Gel wurde zur Herstellung verwendet, nicht das ganze Blatt. Er ist bio-zertifiziert und ohne Rückstände aus chemischer Düngung. Der Aloverose-Anteil ist ausgewiesen, um Rückschlüsse auf die essenzielle Wirkung des Saftes zu gestatten. Nur »Direktsaft« ist tatsächlich reiner Pflanzensaft. So genannte Aloe-vera-Fertigdrinks enthalten nur einen geringen Anteil an Aloe vera und sind kein ernst zu nehmendes Nahrungsergänzungsmittel. Eine angebrochene Saftflasche lagern Sie im Kühlschrank. Verbrauchen Sie den Saft innerhalb von zwei Wochen.

Die Aloe-vera-Tinktur

Für die Aloe-vera-Tinktur mischt man das Gel mit 70-prozentigem Alkohol im Verhältnis 1:10. Die Tinktur dient der desinfizierenden Mundpflege oder der Hautberuhigung nach der Rasur. Vorsicht: Wer empfindliche oder wunde Haut hat, sollte aufgrund ihres hohen Alkoholgehalts auf die Tinktur verzichten. Eine Alternative zum Aloe-vera-Saft sind Aloe-vera-Kapseln. Sie werden durch Wasserentzug mittels Trocknungsverfahren hergestellt. Lediglich Kapseln, bei denen die Blattfilets im Ganzen gefriergetrocknet wurden und die keine Zusatzstoffe enthalten, sind empfehlenswert. Sonst nutzen Sie für teures Geld nämlich nur einen Bruchteil der Wirkstoffe.

Neben dem puren Gel aus dem Inneren der Aloe-vera-Blätter ist im Handel Aloe-vera-Gel erhältlich. Dies ist eine gelartige Substanz, bei der der konservierte Aloe-vera-Saft um das 10- bis 40fache eingedickt wurde. Es ist wohltuend und kühlend nach zu viel Sonne, bei strapazierter Haut und Insektenstichen. Es ist in vielen Cremes, Lotionen und Shampoos enthalten.

Verträglichkeit und Qualität

Normalerweise ist Aloe-vera-Gel gut verträglich. Trotzdem sollten Sie vor der Anwendung unbedingt prüfen, ob Sie allergisch darauf reagieren: Geben Sie etwas Gel aus einem Frischblatt auf den Finger und tupfen Sie es in Ihre Armbeuge oder auf die Haut hinter dem Ohr. Zeigt sich nach fünf Minuten eine Hautreizung oder wird Juckreiz spürbar, reagiert Ihre Haut allergisch. In diesem Fall sollten Sie auf die Behandlung mit Aloe vera sicherheitshalber verzichten. Nehmen Sie Aloe vera immer nur in geringen Mengen ein. Eine Überdosierung verursacht bei empfindlichen Personen Magen-, Darm- oder Nierenreizungen. Schwangere und Stillende sollten Aloe vera bzw. aloinhaltige Abführmittel meiden, ebenso Menschen, die an entzündlichen Darmerkrankungen, Morbus Crohn und Colitis ulcerosa erkrankt sind.

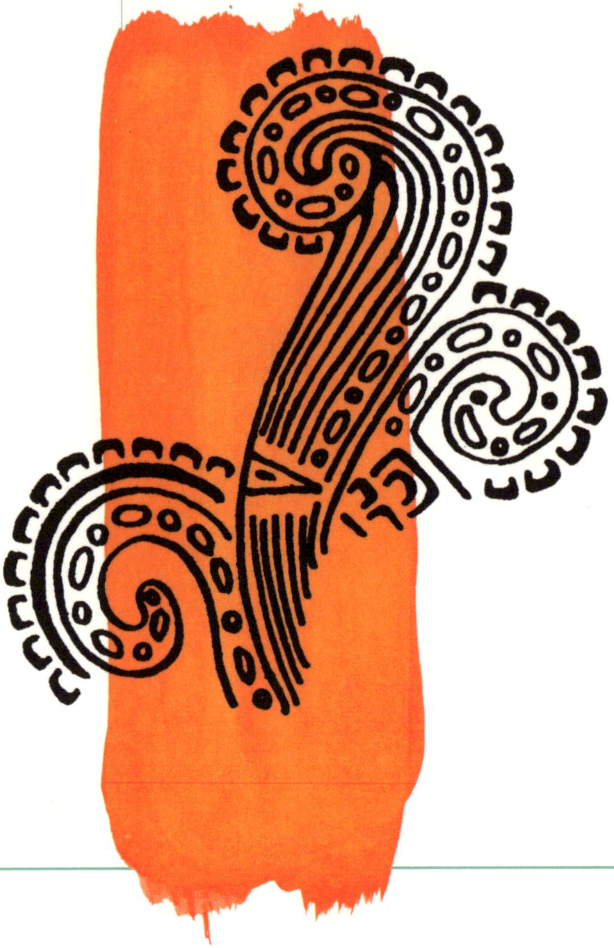

Die Dauer der Einnahme

Wie lange soll man Aloe vera einnehmen? Die Einnahmeempfehlung richtet sich ganz nach der Beschwerde: Bei Pickeln kann bereits nach wenigen Tagen Besserung eintreten, bei Gicht kann es Monate dauern, bis sich etwas ändert. Wollen Sie Ihr Immunsystem stärken, nehmen Sie den Saft über mehrere Wochen ein. Bei chronischen Krankheiten nehmen Sie den Aloe-Saft immer ein, auch nach Abklingen der Symptome. Sind die Symptome akuter Krankheiten abgeklungen, nehmen Sie ihn noch rund 14 Tage weiter ein. Trinken Sie Ihren Saft kurz vor den Mahlzeiten pur (10 Milliliter entsprechen 1 Esslöffel) oder in einem Glas mit Wasser oder Fruchtsaft. Lassen Sie den Saft vor dem Schlucken zehn Sekunden im Mund, um ihn über die Schleimhäute besser zu resorbieren. Mischen Sie Aloe-vera-Saft nie mit heißen Getränken wie Tee.

Übrigens: Der Geschmack des frischen Aloe-vera-Gels ist gewöhnungsbedürftig. Wenn Sie einen empfindlichen Gaumen haben, mischen Sie das Gel mit Saft oder unter einen Joghurt.

Das Qualitätssiegel

So zahlreich die Aloe-vera-Produkte, so zahlreich die Hersteller. Qualitätskriterien für uns Verbraucher sind unter anderem die Verarbeitungsmethode, Konservierungsart, Konzentration und Zusatzstoffe. Das IASC-Siegel des »International Aloe Science Council« ist kein Gütesiegel, sondern besagt lediglich, dass überhaupt Aloe vera im Produkt enthalten ist. Sie haben damit jedoch keine Garantie für einen Mindestanteil. Wollen Sie ganz sicher gehen, können Sie sich nur auf das staatliche Öko-Qualitäts-Siegel verlassen. In Verbindung mit der Öko-Kontrollnummer auf dem Produktetikett garantiert es Ihnen ein Aloe-vera-Produkt von 100-prozentig biologischer Qualität.

Bei Aloe-vera-Säften, die das Biosiegel tragen, können Sie davon ausgehen, dass alle Zutaten zu mindestens 95 Prozent aus ökologischem Anbau stammen. Chemische Konservierungsmittel dürfen bis auf Zitronensäure nicht enthalten sein. Wichtige Kriterien für Ihren Kauf sind:

1. Die Höhe des Anteils an Aloe vera im Produkt.
2. Der ökologische Anbau und die Naturbelassenheit des gewonnenen Gels.
3. Möglichst nicht kaufen: Produkte mit Konzentraten, denn hier ist der Wasseranteil im Produkt zu hoch, oder mit gefriergetrockneten Extrakten, da solche technischen Verfahren die Inhaltsstoffe der Aloe verändern; oder mit einem Zusatz aus Alkohol zur Konservierung.

Auf den Bezug von Aloe vera bzw. Aloe-vera-Produkten über den Verkauf an der Haustüre und auf Parties in Privatwohnungen über so genannte Strukturvertriebe sollten Sie verzichten. Auch der oft scheinbar günstige Internetversandhandel ist mit Vorsicht zu genießen. Zu viele schwarze Schafe treiben dort ihr Unwesen mit minderwertiger Ware.

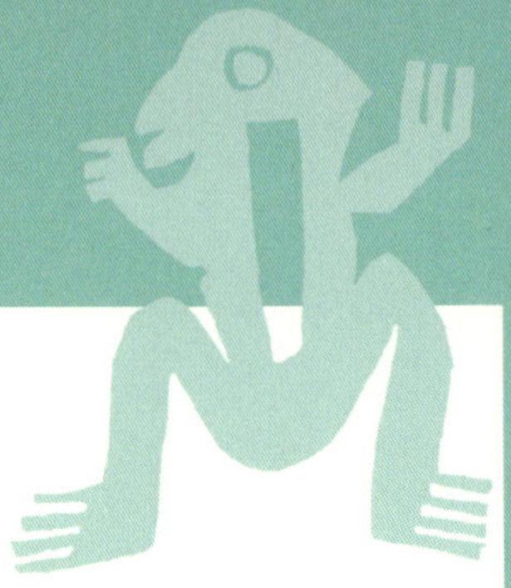

Special: Erste Hilfe aus der Natur

Machen wir es wie unsere Urgroßmütter und holen uns eine Erste-Hilfe-Pflanze ins Haus. Die Aloe vera ist nämlich eine kleine »Hausapotheke« und kann uns schnelle Hilfe bei Alltagsblessuren bieten.

Indikation
Augenentzündung

Maßnahme
In einer Augenbadewanne (Apotheke) 5 ml reinen Aloe-vera-Saft mit 50 ml handwarmem Wasser verrühren. 3-mal pro Tag nach Anweisung das geöffnete Auge darin baden, bis die Entzündung verschwunden ist. Mischung stets neu anrühren.

Indikation
Blähungen

Maßnahme
3-mal pro Tag 25 ml Aloe-vera-Saft einnehmen. Außerdem zusätzlich, bis Besserung eintritt – maximal 6 Wochen –, 3-mal pro Tag 5 Globuli Aloe D6.

Indikation
Erkältung

Maßnahme
Im akuten Stadium 3-mal täglich 20 ml Aloe-vera-Saft einnehmen. Für freies Durchatmen und gegen wunde Nasenlöcher mehrmals täglich den Naseneingang mit einem Frischblattstück bestreichen.

Indikation
Fußblasen

Maßnahme
Die Blase reinigen und vorsichtig mit einer sterilen Nadel seitlich anstechen, so dass die Wundflüssigkeit abfließt. Danach mehrmals täglich Aloe-vera-Gel bis zum vollständigen Abheilen auftragen. Wunden Füßen hilft ein 10-minütiges Fußbad aus 2,5 Liter warmem Wasser vermischt mit 100 ml Aloe-vera-Gel.

Indikation
Insektenstiche und -bisse

Maßnahme
Stiche mit Aloe-vera-Gel betupfen oder mit einem frischen Stück von der Pflanze darüber streichen. Prophylaktisch vor Aufenthalten im Freien reichlich Aloe-vera-Gel auftragen. Das hält Plagegeister fern.

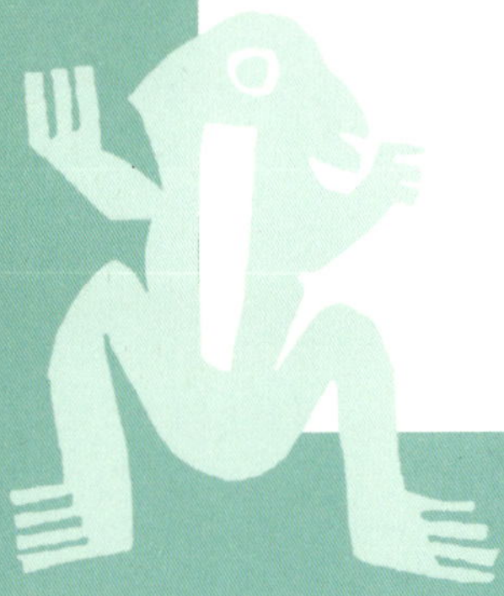

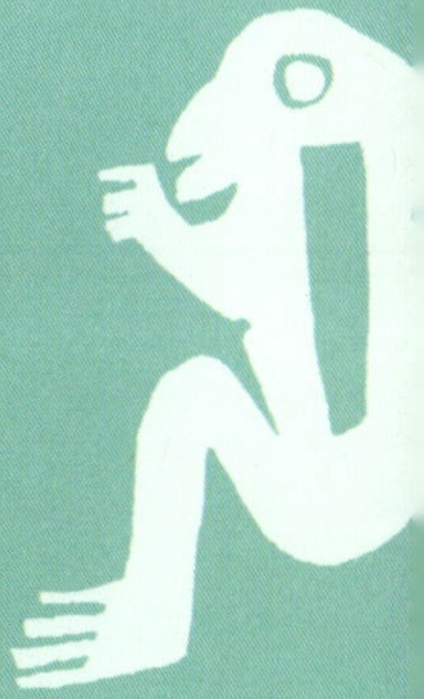

Indikation
Kopfschmerzen

Maßnahme
Stress, Wetterwechsel, Hormonschwankungen können Spannungskopfschmerzen auslösen. Im akuten Fall Frischblattstücke auf Stirn und Schläfen legen oder eine Kompresse aus Aloe-vera-Saft. Innerlich: 2-mal täglich je 20 ml Aloe-vera-Saft zur Herabsenkung der Kopfschmerzanfälligkeit einnehmen.

Indikation
Lippenherpes

Maßnahme
Bei ersten Anzeichen entstehender Bläschen, Juckreiz, Spannungsgefühl oder Schmerzen 2-mal täglich mit der Schnittfläche einer dünnen Scheibe Frischblatt über die Lippen streichen. Herpesbläschen mehrmals täglich mit Aloe-vera-Saft (Wattestäbchen) betupfen. 3-mal täglich 15 ml Aloe-vera-Saft einnehmen.

Indikation
Muskelkater, -entzündung und -schmerzen

Maßnahme
Muskelkater entsteht durch winzige Verletzungen der Muskulatur nach intensiven, ungewohnten oder zu langen Aktivitäten. Leichte Streichmassage aus Frischblattgel und einigen Tropfen schwarzem Sesamöl wirkt entzündungshemmend und schmerzlindernd. Sportler sollten 2-mal täglich 20 ml Aloe-vera-Saft einnehmen.

Die Fortschritte der modernen Pharmazie lassen uns nur zu schnell die einfachen und guten Heilmittel vergessen, die ihre Bewährungsprobe durch die Jahrhunderte bereits perfekt bestanden haben. Das gilt auch für die Aloe vera. Viele ihrer Anwendungsgebiete waren lange Zeit vergessen und werden erst heute nach und nach wiederentdeckt.

Indikation
Ohrentzündung

Maßnahme
Bei Ohrentzündung mehrmals täglich einen Wattebausch mit Aloe-vera-Gel oder -Saft tränken und das Ohr damit verschließen. 10 Minuten einwirken lassen. Zusätzlich zur Steigerung der Abwehrkräfte 2-mal täglich 15 ml Aloe-vera-Saft einnehmen.

Indikation
Pickel

Maßnahme
Täglich mit reinem Aloe-vera-Saft das Gesicht reinigen. Frisches Gel aus dem Pflanzenblatt mehrmals täglich direkt auf die Unreinheit getupft, wirkt klärend und adstringierend. Je nach Erscheinungsbild zwei bis drei Monate durchführen.

Indikation
Schwäche

Maßnahme
Täglich vor dem Frühstück 250 ml Aloe-vera-Frischblattsaft trinken, pur oder mit Wasser bzw. Fruchtsaft verdünnt. Einmal am Tag, bis Besserung eintritt, 5 ml Schwedenkräuter auf ein Glas Wasser einnehmen. Kräutermischung aus der Apotheke für Schwedenbitter: Je 10 g Aloe, Angelikawurzel, Kampfer, Manna, Rhabarberwurzel, Sennesblätter, Theriak venezian und Zitwerwurzel, je 5 g Eberwurzel und Myrrhe, 0,2 g Safran mit 1,5 Liter 38–40-prozentigem Korn- oder Obstbranntwein in einer breithalsigen 2-Liter-Flasche ansetzen. 14 Tage an einem warmen Ort ziehen lassen. Täglich schütteln. Die benötigte Menge Schwedenkräuter in eine kleine Flasche abseihen, den Rest weiter ziehen lassen. Schwedenkräuter werden immer heilkräftiger, je länger sie ziehen. Sie halten sich sehr lange.

Indikation
Sonnenbrand

Maßnahme
Aloe-vera-Saft oder das Gel aus dem Frischblatt lindern und kühlen sonnenverbrannte Haut. Um Blasenbildung zu vermeiden, mehrmals täglich auf den Sonnenbrand auftragen. Ein Aloe-Frischblattstück kombiniert mit Avellanaöl bietet Lichtschutzfaktor 10.

Indikation
Leichte Verbrennung

Maßnahme
Das Fruchtfleisch einer reifen Avocado mit dem Frischblattgel einer Aloe vera im Verhältnis 1:3 vermischen. Creme vorsichtig auf die verbrannte Haut auftragen und ganz einziehen lassen.

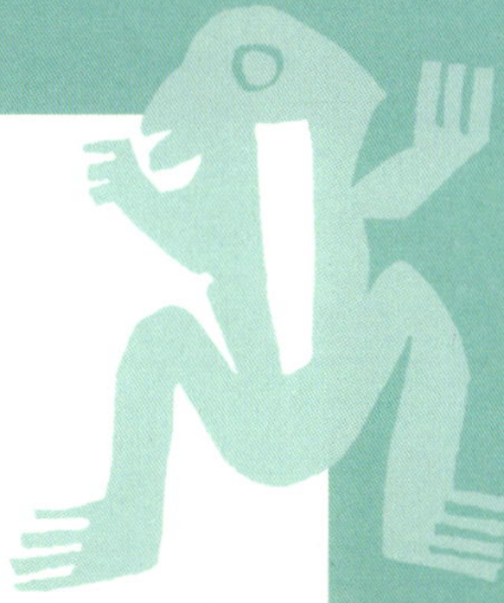

Indikation
Kleine Verletzungen

Maßnahme
Blutende Schrammen und Kratzer während der ersten 24 Stunden reichlich mit Aloe vera (Gel oder Innenseite eines Schalenteils) einreiben. Auch auf nicht offene Wunden wie Bluterguss, Prellung oder Quetschung Frischblattgel bzw. fertiges Aloe-Gel auftragen.

Indikation
Verstopfung

Maßnahme
Bei chronischer Verstopfung 2-mal täglich vor den Mahlzeiten 50–60 ml Aloe-vera-Saft pur oder verdünnt einnehmen. Die Darmtätigkeit normalisiert sich auf schonende Weise.

Indikation
Zahnfleischentzündung

Maßnahme
Nach dem Zähneputzen und darüber hinaus mehrmals täglich mit Aloe-vera-Saft spülen. Bei Zahnfleischbluten 20 ml Honig mit 5 ml Aloe-vera-Saft mischen und auf die betroffenen Stellen geben.

Die Aloe vera ist für den Anwender jederzeit und leicht verfügbar. Ohne jegliche Verarbeitung lässt sie sich sofort nutzen. Um mit »Doktor Aloe« zu heilen, benötigen Sie nur: ein Aloe-vera-Frischblatt oder ein hochwertiges Aloe-vera-Gel oder eine Flasche guten Aloe-vera-Saft. Je frischer die Blätter, umso intensiver die Wirkung.

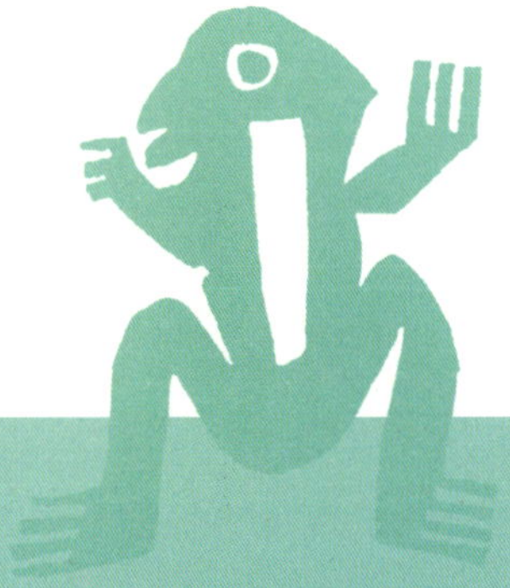

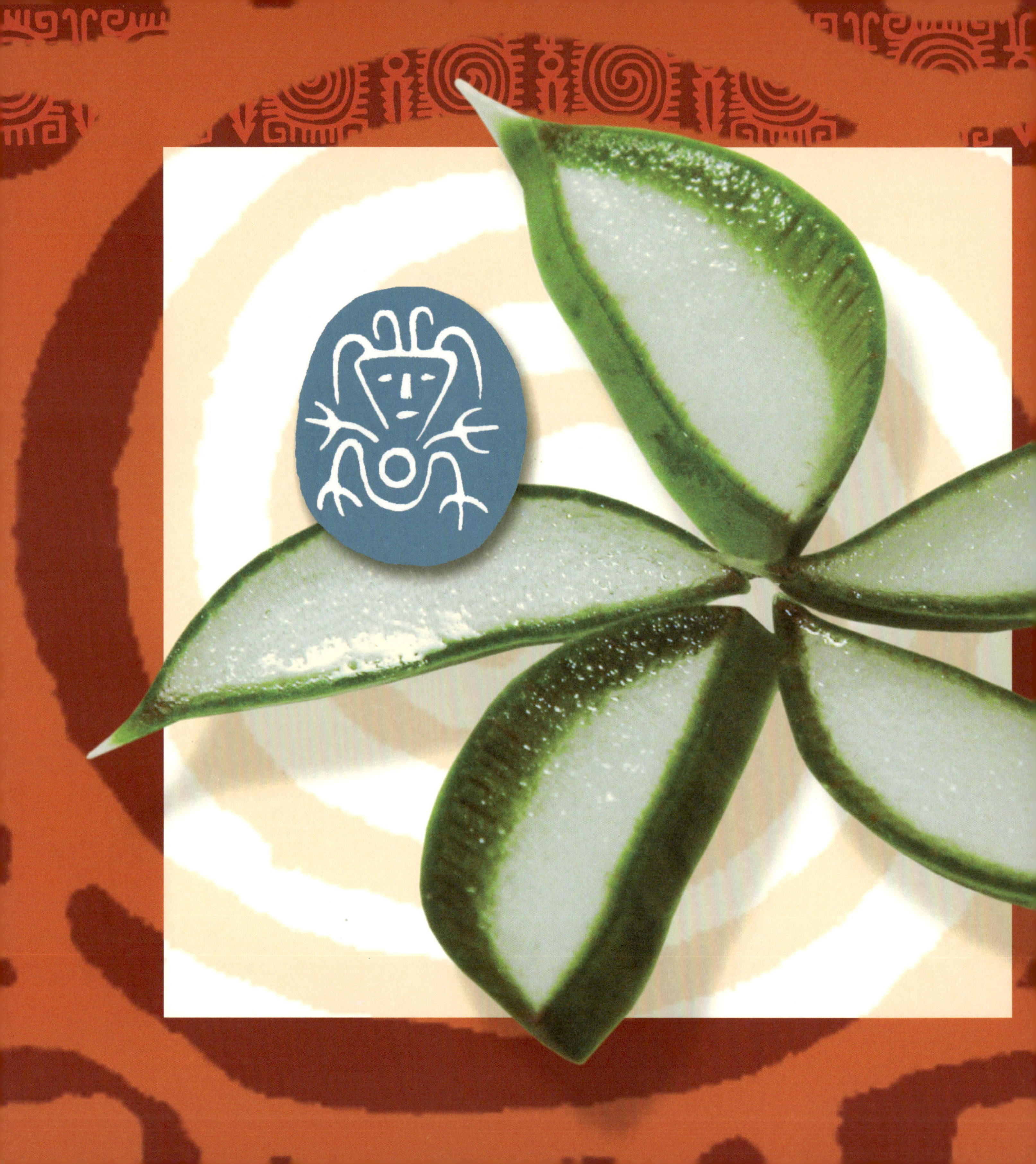

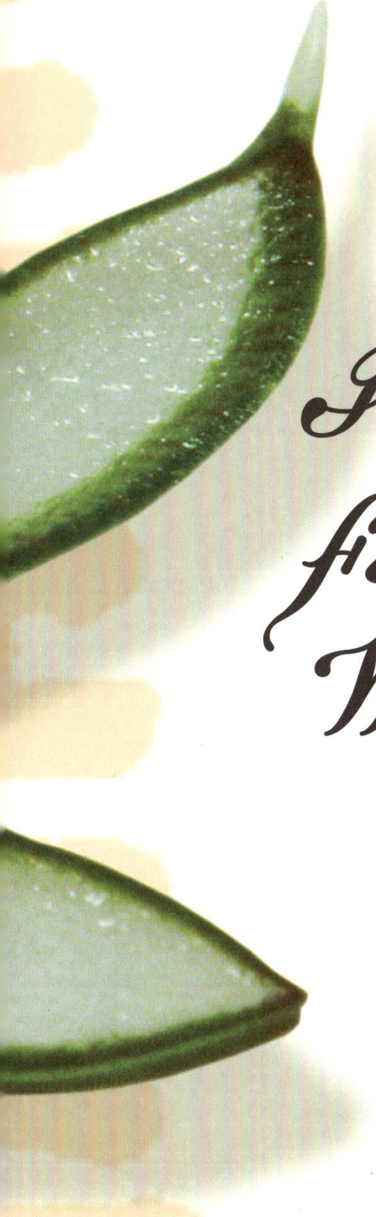

Rezepturen für Schönheit & Wohlbefinden

Aloe vera in der Schönheits- und Hautpflege

Unsere Haut bestimmt über unser Wohlbefinden, Aussehen und Selbstwertgefühl. Deshalb wird sie auch als Spiegel von Körper und Seele angesehen. Die Aloe vera kann hier pflegend, schützend, regenerierend und vitalisierend wirken. Je mehr Sie darüber wissen, was die Aloe für die Haut tun kann, umso besser können Sie für Ihre Haut sorgen und umso wohler werden Sie sich in ihr fühlen.

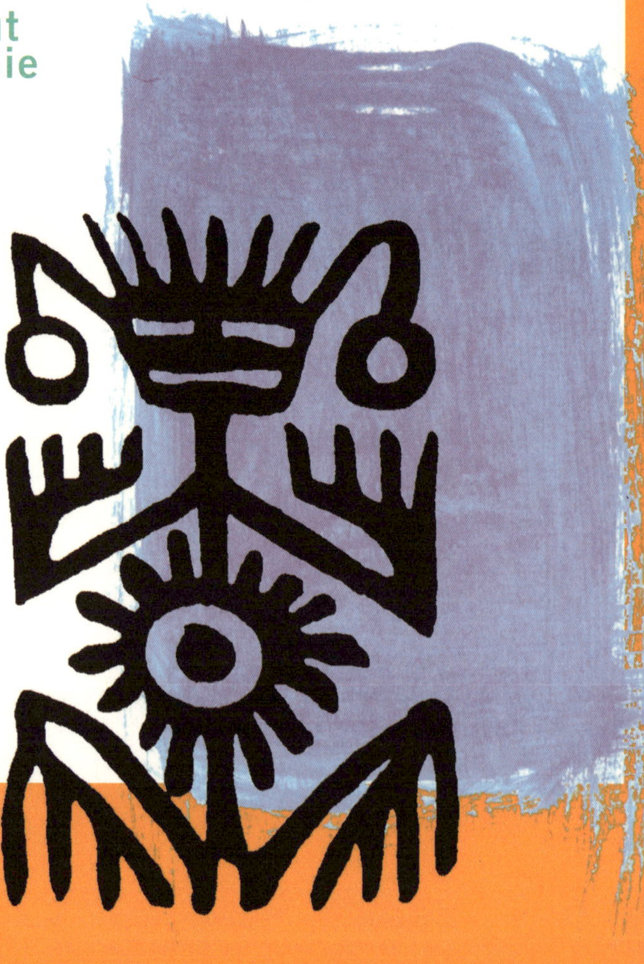

Fühlen Sie sich wohl in Ihrer Haut

Im Hohelied Salomos heißt es: »Meine Braut ist ein Garten/ voll erlesener Pflanzen!/ An Granatapfelbäumen reifen köstliche Früchte./ Herrlich duften die Rosen/ und die Blüten der Henna./ Narde, Safran und Kalmus,/ alle Weihrauchgewächse,/ Zimt und Aloe, Myrrhe,/ alle Arten von Balsam/ sind im Garten zu finden.« Zu den erlesenen Pflanzen aus dem Liebesgarten gehört also die Aloe. Von der Liebe ist der Weg zur Schönheit nicht weit. Und Schönheit und Gesundheit bilden eine unauflösliche Einheit. Das ist einer der besten Beweise, dass die Aloe vera barbadensis Miller ein echtes Wunder der Vielfalt ist. Neben ihrer positiven Wirkung auf unsere Gesundheit kann sie auf ihre Art in der Schönheitspflege wahre Wohltaten für die Haut vollbringen.

Die menschliche Haut ist ein unglaubliches Multitalent. Sie ist unser größter Schutzschild gegenüber der Außenwelt, speichert Nährstoffe und Wasser und ist ein maßgebliches Sinnesorgan: Ohne die Millionen in sie eingebetteten Nervenzellen könnten wir weder Temperaturen fühlen noch per Tastsinn die Welt entdecken. Unsere Haut ist das größte Organ des Körpers. Bei einem erwachsenen Menschen umhüllt sie eine Fläche von bis zu zwei Quadratmetern und hat ein Gewicht von zehn bis zwölf Kilogramm. Rund zwei Milliarden Hautzellen schützen unseren Organismus vor Krankheitserregern und Sonneneinstrahlung, vor Überhitzung und Austrocknung. Über die Hautporen werden zudem Schadstoffe ausgeschieden, Sauer- und Nährstoffe aufgenommen.

Jeder Hauttyp will eine konsequente Hautpflege, um seinen »optimalen« Hautzustand stabil zu halten und um ungünstige Einflüsse auszugleichen. Dazu gehört auch, die Bedürfnisse der Haut zu berücksichtigen: Tagsüber braucht sie Schutz, nachts regeneriert sie sich am besten mit einer Pflege, die ihren Erholungsprozess unterstützt.

Von Kopf bis Fuß

Die Haut des Menschen lebt und bildet sich durch Zellteilung immer wieder neu. Das ist unsere Chance, die Spuren, die das Leben hinterlässt, zu mildern. Was ist das Geheimnis einer schö-

Täglich zehn Minuten – regelmäßig und richtig – sollte man sich für die Gesichtspflege Zeit nehmen. Es gibt so viele günstige Möglichkeiten, die der Haut gut tun. Und hier kommt die Aloe ins Spiel.

nen Haut? Bedarfsgerechte Pflege, der nächtliche Schönheitsschlaf, eine ausgewogene Ernährung und Bewegung sowie regelmäßige Pflege. Doch wie viel Pflege braucht die Haut? Die ideale Hautpflege sollte dem individuellen Hauttyp, dem Lebensalter und dem Hautzustand entsprechen und mit speziellen Anwendungen zwischen der Gesichtshaut und der des Körpers unterscheiden. Im Lebenszyklus unserer Haut bedeutet jeder Kontakt mit Wasser, dass ihr Feuchtigkeit entzogen wird. Jeder Kontakt mit der Umwelt ist gleichzeitig auch Belastung, wie zum Beispiel Sonneneinstrahlung, Luftverschmutzung oder Kälte. Und wenn wir älter werden, lassen die Regenerationskräfte der Haut nach. Wollen Sie die Aloe vera zur Verbündeten für eine schöne und gesunde Haut gewinnen, können Sie zwischen fertigen Pflegeprodukten mit Aloe vera und selbst hergestellten Rezepturen wählen (ab Seite 93ff). Gekaufte Pflegeprodukte mit Aloe vera stabilisieren den natürlichen Säureschutzmantel der Haut und schützen vor schädlichen Umwelteinflüssen – wenn sie hochwertig sind. Es gibt leider nur wenige Produzenten, die Aloe-vera-Kosmetik für sehr hohe Qualitätsansprüche anbieten. Bei guten Herstellern können Sie auch meistens Aloe-vera-Frischblätter erstehen. Als Anwenderin sollten Sie beim Kauf von Fertigkosmetika darauf achten, dass:

1. die Kosmetikprodukte kein Wasser enthalten, sondern stattdessen reinen Aloe-vera-Pflanzensaft,
2. der Anteil der wertvollen Aloverose möglichst hoch ist,
3. die Aloe-vera-Pflanze unter biologisch einwandfreien Bedingungen herangewachsen ist und technisch korrekt geerntet wurde,
4. Pflanzenöle anstelle von Mineralölen verwendet werden,
5. die verwendeten Konservierungsstoffe auf ein Minimum beschränkt sind,
6. der Aloe-vera-Anteil auf der Liste der Inhaltsstoffe angegeben ist und dort eine Position weit oben einnimmt.

In Kosmetika wie Duschgel oder Shampoo, die man sofort wieder abwäscht, kann Aloe vera eher wenig ausrichten. Um zusätzliche Feuchtigkeit spenden zu können, bleibt sie nicht lange genug auf Haut und Haaren.
In Cremes und Körperlotionen kommen die Aloe-vera-Bestandteile besser zum Zuge, weil sie in die Haut einziehen. Stimmen Konzentration und Qualität dieser Aloe-vera-Produkte, können sie die Haut wirklich sehr gut pflegen und jugendlich frisch erhalten.

Die Aloe macht uns schön

Hautschüppchen werden abgestoßen, neue Zellen gebildet: Unsere Haut erneuert sich ständig. Die Aloe vera kann diesen Vorgang aktiv unterstützen, denn sie beschleunigt das Zellwachstum. Ihre Enzyme kurbeln den Abtransport abgestorbener Hautzellen und die Zellteilung an. Sie reinigt von Stoffwechselschlacken und Schweiß. Gerade bei Sonnenbrand kommt die zellregenerierende

Wirkung der Aloe vera voll zur Geltung mit dem Effekt, dass Hautzellen zwischen sechs- und achtmal schneller wachsen als normal.

Die Weltgesundheitsorganisation (WHO) hält das Gel vom frisch abgeschlagenen Blatt für den wirksamsten Teil der Aloe-Pflanze. Was kann es für uns tun? Das im Aloe-vera-Frischblatt enthaltene Vitamin E verbessert die Sauerstoffaufnahme der Gewebezellen und wirkt auf diese Weise der vorzeitigen Hautalterung und Faltenbildung entgegen. Der pH-Wert gesunder Haut liegt bei 5,5 im leicht sauren Milieu. Daher kommt auch der Name Säureschutzmantel. Da das Aloe-vera-Gel den gleichen pH-Wert wie unsere Haut hat, schützt es diesen Säureschutzmantel. Darüber hinaus hat es einen regelrechten Verjüngungseffekt, denn es führt zur Einlagerung von Kollagen in die Haut. Kollagen glättet die Haut von innen heraus und lässt sie wieder jung und elastisch erscheinen. Wegen ihrer stark hautdurchdringenden Kraft ist die Aloe vera viel besser geeignet als kosmetische Produkte. So dringt das Gel der Aloe vera tiefer und schneller in die Haut ein als Wasser und alle anderen Wirkstoffe und spendet dort Feuchtigkeit. Durch diese Eigenschaft eignet es sich nicht nur hervorragend zur täglichen Hautpflege, es lindert auch gereizte Haut bei Sonnenbrand, Neurodermitis und allergischen Reaktionen. Die Durchblutung wird gefördert und die Sauerstoffversorgung der Haut verbessert. Weil die Poren nicht verkleben, kann die Haut sich selbst reinigen. Wer unter entzündlichen Hauterscheinungen leidet, kann bei der Aloe vera Hilfe finden und von ihrem positiven Einfluss auf die Zellregenerierung bzw. Zellneubildung profitieren. Diese großartige Wundheilungsfähigkeit können Sie direkt an der Pflanze selbst beobachten: Wird ein Blatt eingeritzt, schließt sich die verletzte Oberfläche nach kürzester Zeit wieder.

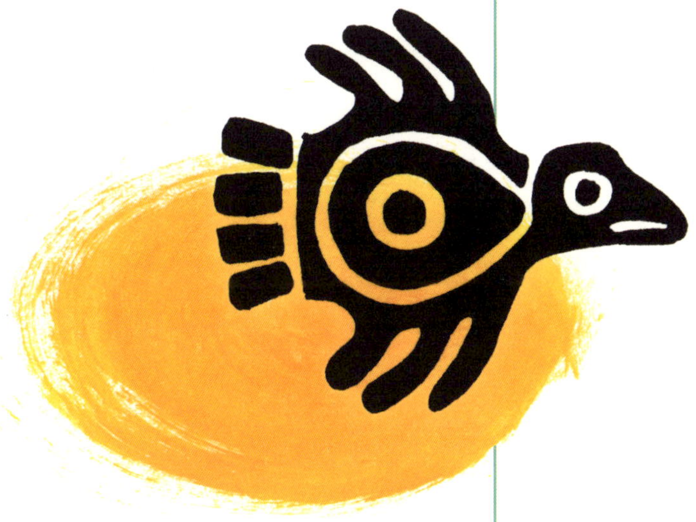

Zuerst läuft ein wenig Saft aus der beschädigten Stelle, einige Minuten später stabilisiert dieser sich zu einer Haut, und nach kurzer Zeit hat sich diese Haut so gefestigt, dass die Verletzung so gut wie nicht mehr sichtbar ist. Ihre immanenten Kohlenhydrate wie Aloverose treiben oberflächliche Hautheilung voran, Salicylsäure hemmt leichte Entzündungen.

Es ist keine Verschwendung, wenn Sie einmal Ihre Haut von einer guten Kosmetikerin prüfen lassen. Sie erfahren von ihr ganz genau, wie Ihre Haut beschaffen ist und wie sie behandelt werden muss.

Eine für alle

Normale, fettige, trockene oder reife Haut? Die Aloe vera kann allen helfen, denn sie ist ein so genanntes Adaptogen: ein Mittel, das dafür sorgt, dass vermindert wird, was zu viel ist, und erhöht, was zu wenig ist. Dies ist eine einzigartige Eigenschaft der Aloe vera, die damit ausgleichend und harmonisierend auf alle Hauttypen wirken kann. Und sie macht keinen Unterschied zwischen Tages- und Nachtpflege oder zwischen Frauen- und Männerhaut. Was bedeutet das praktisch? Trockene Haut wird durch sie feucht, fettige Haut geschmeidig. Damit die Wirkstoffe der Aloe ungehindert eindringen können, reinigen Sie die Haut vor der Behandlung immer mit Wasser und einer alkoholfreien Reinigungsmilch. Sie können außerdem einen gesonderten Akzent bei der Behandlung Ihres Hautproblems setzen, wenn Sie ein bestimmtes Öl zugeben, denn Pflanzenöle in Kombination mit Aloe vera halten nicht nur wunderbar geschmeidig. In Verbindung mit einem reinen Pflanzenöl kann die Aloe vera bis ins Unterhautzellgewebe vordringen und dadurch alle Hautschichten mit ihren Wirkstoffen versorgen. Da die Aloe vera selbst kein Fett enthält, müssen Sie das Gel bei äußerlicher Anwendung mit ein paar Tropfen Öl beträufeln. Mithilfe der Fettmoleküle können ihre wertvollen Inhaltsstoffe in und unter die Haut gelangen. Ob es sich ums Gesicht, die empfindliche Partie um die Augen oder um den Körper handelt – Sie beträufeln einfach ein Frischblattstück mit ein paar Tropfen Öl und massieren damit vorsichtig die Haut ein.

In den nachfolgenden Rezepturen finden Sie Vorschläge für die Verwendung von Pflanzenölen, die Sie in der Apotheke erhalten. Sie können aber flexibel damit umgehen und ganz nach Ihrem persönlichem Bedarf die Öle auswählen und ersetzen. Achten Sie nur darauf, dass Sie Öle verwenden, die naturrein und kaltgepresst sind.
Mit den kostbaren Pflanzenölen aus Früchten, Keimlingen, Nüssen und Samen sichern Sie sich zusätzliche bioaktive Inhaltsstoffe und stimulieren den natürlichen Entgiftungs- und Regenerationsprozess. Sie finden für jede Pflegeaufgabe Ihren Spezialisten:

- Aprikosenkernöl: gut bei trockener Haut, wirkt glättend, festigend und feuchtigkeitsspeichernd
- Avellanaöl: stärkt das Bindegewebe, lindert Narben, wirkt gegen Falten und hat Lichtschutzfaktor 10

- Calendulaöl: wirkt entzündungshemmend und beruhigend; es pflegt ausgezeichnet Alters- und empfindliche Babyhaut.
- Jojobaöl: schützt und wirkt regulierend auf den Feuchtigkeitshaushalt
- Mandelöl: wirkt reizlindernd, glättend, nährend und schützend
- Olivenöl: sehr gut für trockene Haut, wirkt wärmend und pflegend
- Rizinusöl: dringt sehr gut ein, ist stark fettend
- Schwarzes Sesamöl: hilft bei entzündlicher, strapazierter Haut; lindert Pigmentstörungen nach zu viel Sonne
- Weizenkeimöl: enthält viel Vitamin E, verbessert die Hautfeuchtigkeit

Wahre Schönheit kommt von innen

Die allerbeste und teuerste Hautpflege nützt nichts, wenn der Körper über die Nahrung nicht gleichzeitig mit aufbauenden Vitalstoffen versorgt wird. Wahre Schönheit kommt eben von innen: Reiner Aloe-vera-Saft mit seiner hohen Nähr- und Wirkstoffdichte ist die ideale Nahrungsergänzung, die die Haut von innen gesund erhält. Da die gesunde Funktion von Magen und Darm unerlässlich ist für das gesunde Aussehen unserer Haut, sollten Sie auf die harmonisierende Wirkung der Aloe vera nicht verzichten. Innerlich angewendet unterstützt sie den natürlichen Prozess der ständigen Regeneration unserer Hautzellen besonders intensiv und stellt für neue, junge Zellen ein großes Nährstoffreservoir mit hoher Bioverfügbarkeit dar. Wollen Sie Ihrer schönen Haut etwas Gutes tun, nehmen Sie zwei- bis dreimal täglich vor den Mahlzeiten einen Esslöffel reinen Aloe-vera-Saft zu sich, entweder pur oder mit Fruchtsaft oder Mineralwasser gemischt. In unserem Special auf den Seiten 106–107 finden Sie dazu Rezepte für köstliche Beauty- und Wellness-Cocktails mit Aloe vera.

Unsere Haut lässt auf Lebensweise und -alter schließen. Bei der Gesundheitspflege, der Voraussetzung aller Schönheit, spielt deshalb die richtige Ernährung genauso eine große Rolle wie Hygiene und Entspannung. Heute ist die Hautpflege von innen bei den zahlreichen Belastungen wie Umweltschadstoffen oder Mangelernährung wichtiger denn je.

Schönheitszubereitungen zum Selbermachen

Mit Aloe vera wird aus Ihrer täglichen Schönheitspflege Gesundheitspflege für die Haut. Sie besitzt hochwertige Inhaltsstoffe und konserviert Feuchtigkeit über lange Zeit. Machen Sie es wie einst schon Kleopatra: Lassen Sie von Aloe vera Ihre Hautfeuchtigkeit regulieren, den natürlichen Säureschutzmantel der Haut unterstützen und sie vor schädlichen Außeneinflüssen bewahren.

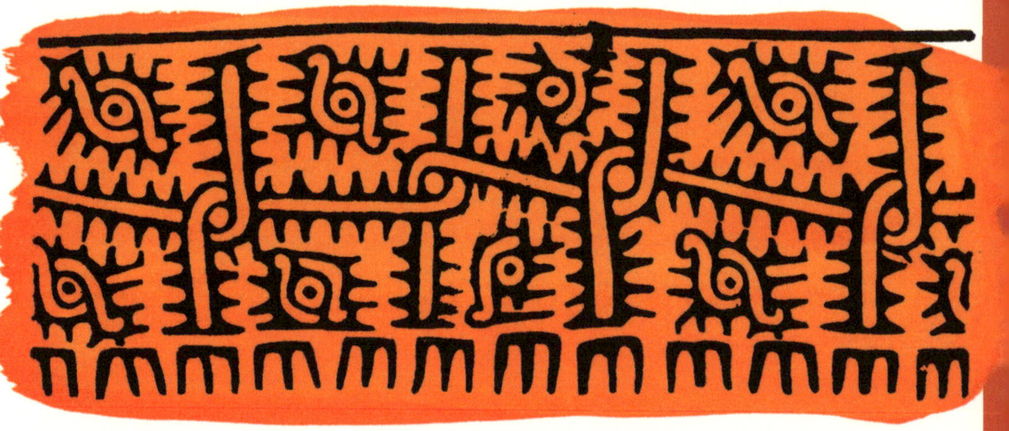

Pflege

Reinigungs-milch

Rezeptur

200 ml Aloe-vera-Gel
80 ml Mandelöl
1 Tropfen ätherisches Zitronenöl

Für die Tiefenpflege:
1 kleines Aloe-vera-Gelstück
10 Tropfen Mandelöl

Behandlung

Für eine selbst gemachte Reinigungsmilch mischen Sie die Zutaten. Tragen Sie morgens und abends eine kleine Menge Milch mit einem feuchten Wattepad auf Gesicht, Hals und Dekolleté mit kleinen, kreisenden Bewegungen sanft auf – den Augenbereich dabei aussparen. Mit reichlich lauwarmem Wasser abnehmen.

Jetzt ist Ihre Gesichtshaut auf die nachfolgende Tiefenpflege vorbereitet: Führen Sie ein Aloe-vera-Blattstück mit sanften Strichen über die Haut. Über diese Gelschicht tragen Sie 5 Tropfen Mandelöl auf und lassen die Mischung 3–5 Minuten einwirken. Nun geben Sie weitere 5 Tropfen Mandelöl auf Ihre Hände und fetten damit Gesicht, Hals und Dekolleté nach. Spüren Sie, wie gesättigt und entspannt sich Ihre Haut anfühlt.

Das milde Mandelöl ist ein wunderbares Pflegemittel für sensible und tendenziell trockene Haut. Es glättet und ist hautfreundlich. Dieses hochwertige Öl macht die Haut spürbar geschmeidiger und elastischer. Wer die Duftrichtung dieser Reinigungsmilch von »frisch« nach »lieblich« ändern möchte, ersetzt das Zitronenöl durch Rosenöl.

Heilerde wird seit der Antike zur inneren und äußeren Anwendung – für Wickel, Auflagen, Gesichtsmasken, Bäder – empfohlen. Sie ist ein medizinisches Pulver aus naturreinem, eiszeitlichem Löss.

Pflege

Heilerde-Peeling

Rezeptur

10 ml Heilerde (entspricht 1 EL)
20 ml Aloe-vera-Saft

Behandlung

Dieses Peeling entfernt verhornte Zellen und stimuliert die Zellerneuerung. Mischen Sie dazu die Zutaten und tragen Sie die cremige Masse sanft reibend auf Gesicht und Hals auf. Lassen Sie das Ganze 10 Minuten einwirken, dann mit reichlich lauwarmem Wasser abnehmen. Anwendungstipp: 1- bis 2-mal pro Woche stets nach der Hautreinigung anwenden.

Pflege

Öl-Heilerde-Peeling

Rezeptur

10 ml Heilerde (entspricht 1 EL)
20 ml Aloe-vera-Saft
20 ml schwarzes Sesamöl

Behandlung

Zur Verfeinerung des Hautbilds bei entzündlicher, strapazierter Haut ergänzen Sie das Heilerde-Peeling mit schwarzem Sesamöl. Mischen Sie die Zutaten vorsichtig, so dass die Masse nicht zu flüssig wird, sondern sich noch gut auftragen lässt. Massieren Sie die ölige Mischung mit kreisenden Bewegungen sanft in die Gesichtshaut ein und nehmen Sie alles nach 10 Minuten mit lauwarmem Wasser ab.

Pflege

Belebendes Duschgel

Rezeptur

10 ml Heilerde (entspricht 1 EL)
20 ml Aloe-vera-Saft
20 ml schwarzes Sesamöl

Behandlung

Für ein Duschgel, das Stress und Müdigkeit vertreibt und nach körperlicher Betätigung entspannt, reichern Sie eine pH-neutrale flüssige Seife im Verhältnis 2:1 mit Aloe-vera-Saft an (zwei Teile Seife, ein Teil Saft). Tragen Sie das Duschgel mit einem feuchten Schwamm erst auf und duschen Sie dann anschließend nur mäßig warm oder noch besser kalt. Genießen Sie die belebende Wirkung und spüren Sie, wie straff und geschmeidig sich die Haut anfühlt.

Pflege

Gesichtstonikum

Rezeptur

50 ml Rosenblütenwasser
50 ml Aloe-vera-Saft
30 ml 96-prozentiger Weingeist
3 Tropfen ätherisches Geranienöl

Behandlung

Dieses erfrischende Gesichtswasser klärt und belebt die Gesichtshaut nach der Reinigung. Dazu Zutaten in eine saubere, dunkle Glasflasche füllen und gut schütteln. Eine kleine Menge auf einen mit Wasser angefeuchteten Wattepad geben und damit sanft über Gesicht, Hals und Dekolleté streichen. Alternativ können Sie auch stilles Wasser oder puren Aloe-vera-Saft verwenden.

Pflege

Straffendes Körperpeeling

Rezeptur

1 Gel-Filet vom Frischblatt, klein gestoßen
Himalajasalz

Behandlung

Mischen Sie ein klein gestoßenes Gel-Filet eines Frischblattstücks mit Himalajasalz im Verhältnis 1:1, also ein Gelstück auf einen Teelöffel Salz. Massieren Sie das Peeling mit kleinen kreisenden Bewegungen ein und lassen Sie die Mischung kurz einwirken. Spülen Sie alles mit viel lauwarmem Wasser ab und ölen Sie die Haut anschließend ein. Vermittelt sofortiges Wohlgefühl einer erneuerten Haut.

Aloe-vera-Frischblattgel plus Himalajasalz: die perfekte Kombination für ein herrliches Körperpeeling. Es stimuliert den Abtransport überschüssiger Wasseransammlungen im Gewebe von (nicht nur) zu Cellulite neigender Haut, entfernt verhornte Zellen und Hautunreinheiten. Damit verfeinern Sie Ihr Hautbild und wirken der Erschlaffung entgegen.

Gönnen Sie sich eine lockernde Massage vor und nach dem Sport. Dieses Massageöl mit Aloe fördert die Durchblutung und entspannt Ihre Muskulatur. Damit können Sie sich vor lästigem Muskelkater schützen.

Pflege

Massageöl für durstige Haut

Rezeptur

30 ml Aloe-vera-Saft
30 ml hochwertiges Pflanzenöl

Behandlung

Eine Massage aus Aloe vera gemischt mit wertvollen Ölen wie Mandelöl, Jojobaöl, ätherischen Ölen oder Olivenöl regt den Hautstoffwechsel an, festigt die Haut und macht sie samtweich. Für die Massage zur Entspannung oder einfach nur zum Verwöhnen die Zutaten in ein Glas geben, verschließen und gut durchschütteln. Eine kleine Menge auf den gesamten Körper oder auf die verspannten Körperpartien (Nacken, Rücken, Solarplexus) auftragen. Vorzugsweise abends eine kleine Menge in die vom Duschen noch feuchte Haut einmassieren.

Pflege

Körperpackung

Rezeptur

1 Eigelb
40 ml süßes Mandelöl
40 ml Aloe-vera-Ölauszug (gekauft)
20 ml Weizenkeimöl
1 Spritzer Zitronensaft
5 ml (1/2 TL) Obstessig
4 Tropfen ätherisches Melissenöl

Behandlung

Für eine Körperpackung, mit der Ihre Haut neue Vitalität gewinnt, sich wohltuend erholt und sichtbar glatter wird, gehen Sie so vor: Das Eigelb in eine kleine Rührschüssel geben und alle Öle bis auf das Melissenöl, wie bei der Mayonnaiseherstellung, tropfenweise unterrühren. Auf diese Weise entsteht eine leicht sahnige Creme. Nun Zitronensaft, Obstessig und Melissenöl zufügen. Damit den gereinigten Körper von Kopf bis Fuß eincremen. Packung nicht mehr abwaschen, sondern über Nacht einwirken lassen. Also am besten ein entspannendes Bad nehmen, Packung auftragen und dann im Lieblingsschlafanzug ab ins Bett.

Pflege

Reichhaltige Gesichtspackung

Rezeptur

1/2 Avocado, 1 Eigelb, 10 ml Honig, Wasser
Aloe-vera-Gel von einem 5 cm breiten Blattstück

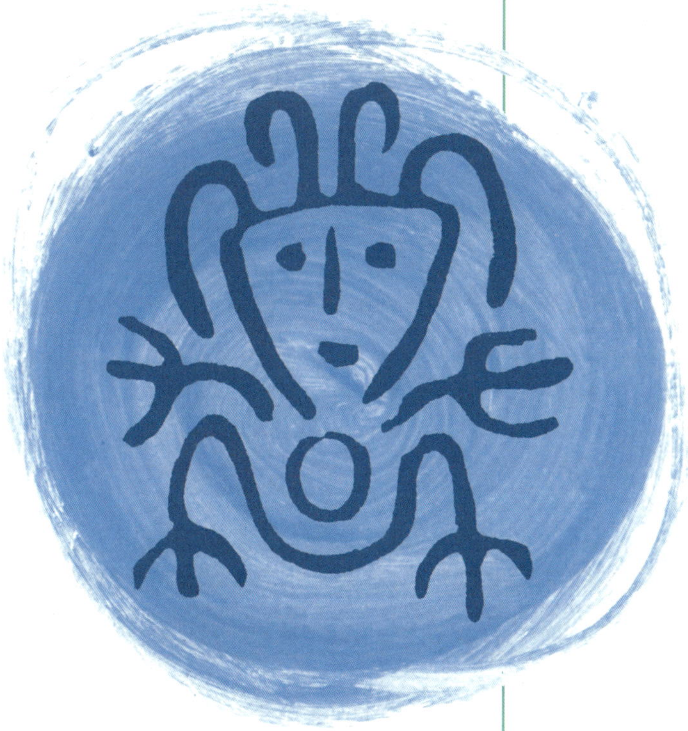

Behandlung

Zutaten mit so viel Wasser mischen, dass eine cremige Maske entsteht. Gesicht und Hals gründlich reinigen, eventuell ein Gesichtsdampfbad machen. Die Crememaske mit einem flachen Pinsel auf die Haut streichen. Lippen, Augenbrauen und Nasenlöcher frei lassen. Legen Sie sich mit der Maske bequem hin, decken Sie sich zu und entspannen Sie Ihren Körper vollständig. Eine halbe Stunde einwirken lassen, danach mit warmem Wasser abspülen und mit Gesichtswasser erfrischen.

Pflege

Feuchtigkeitsmaske

Rezeptur

1 Aloe-vera-Blatt
10 ml Honig, 20 ml Quark

Behandlung

Ein etwa 5 cm langes Stück eines Aloe-vera-Blattes frisch abschneiden und die ledrige Außenhaut entfernen. Damit es angenehm sämig wird, das Gel durch ein kleines Sieb streichen. Vorsichtig mit Honig und Quark verrühren. Die cremige Maske sofort auf die gereinigte Haut von Hals und Dekolleté verteilen und nach etwa 10 Minuten mit warmem Wasser abwaschen. Anschließend die Haut leicht einfetten.

Aloe-vera-Gel aktiviert die Selbstregulierungskräfte der Haut für eine natürliche Schönheit. Es spendet Feuchtigkeit, fördert ihr gesundes Gleichgewicht. Sie fühlt sich erholt und geschmeidig an.

Pflege

Vitalisierende Maske

Rezeptur

Aloe-vera-Gel aus einem 5 cm dicken Aloe-vera-Blattstück
5 Tropfen Avellanaöl

Behandlung

Verwöhnen Sie reife Haut einmal im Monat mit einer belebenden Gesichtsmaske! Geben Sie einige Tropfen Avellanaöl – ein hervorragendes Anti-Falten-Mittel, das das Bindegewebe stärkt – auf Ihre Handflächen und massieren Sie es sanft in die Gesichtshaut. Führen Sie dann das Gelstück mit sanften Strichen über die Haut. Diese Mischung darf 20 Minuten einwirken, während der Sie sich am besten auf dem Sofa entspannen. Es kann sein, dass Ihre Haut während der Einwirkzeit prickelt und leicht brennt oder rot wird. Dies ist nur Hinweis auf die Aktivität der Aloe-vera-Wirkstoffe und vergeht. Spätestens nach einer Stunde hat sich die Haut wieder beruhigt. Das Prickeln ist keine allergische Reaktion, sondern spiegelt die Lebendigkeit wider, mit der die Aloe Ihre Haut erfrischt. Überschüsse einmassieren oder mit einem mit Gesichtstonikum getränkten Wattepad entfernen. Zum Abschluss verteilen Sie mit kreisenden Bewegungen noch einmal etwas Öl auf der Haut.

Pflege

Essenz für jugendliche Haut

Rezeptur

2 ml Rizinusöl (aus der Apotheke)
Gel aus einem 3 cm breiten Stück Aloe-vera-Blatt

Behandlung

Zwar kann die Aloe vera Altersflecken nicht völlig verschwinden lassen, aber sie kann dazu beitragen, dass die Flecken blasser werden. Ein etwa 3 cm langes Stück eines Aloe-vera-Blattes frisch abschneiden und die ledrige Außenhaut entfernen. Das Gel durch ein kleines Sieb streichen. 2 ml Rizinusöl mit einer Gabel unter das Gel rühren. Diese Mischung geben Sie abends auf den Hautfleck. Ist ein größeres Hautareal betroffen, vervielfachen Sie einfach die Mengen an Gel und Rizinusöl entsprechend. Am Morgen danach abwaschen. Mit einem milden Gesichtswasser erfrischen.

Pflege

Pflegebalsam gegen Augenringe

Rezeptur

2–3 Tropfen Avellanaöl
2 kleine Aloe-vera-Gelstücke

Behandlung

Nach zu kurzen Nächten oder stressigen Tagen bekommen manche Menschen schnell dunkle Augenringe. Dann 2–3 Tropfen Avellanaöl auf zwei Gelstücke geben und damit die Augenfältchen zart abtupfen. Damit werden Fältchen von innen aufgepolstert und sind weniger stark sichtbar. Zeichen vorübergehender Müdigkeit sind für Sie kein Thema mehr!

Da die Haut um die Augen herum sehr dünn ist und nur ein schwaches Unterhautfettgewebe besitzt, sieht man dort als Erstes die Zeichen von zu wenig Schlaf oder Überanstrengung. Bei tiefen Augenringen oder Tränensäcken kann die beste Aloe-vera-Pflege allein nichts ausrichten, sondern nur in Kombination mit einer vernünftigen Lebensweise.

Pflege

Entlastende Augenpflege

Rezeptur

2–3 Tropfen Avellanaöl
2 kleine Aloe-vera-Gelstücke

Behandlung

Auch für die zarte Haut um die Augen ist die Frischblattanwendung geeignet. Träufeln Sie jeweils 2–3 Tropfen Avellanaöl auf zwei Gelstücke. Legen Sie diese auf die geschlossenen Lider und lassen Sie alles etwa 3 Minuten einwirken. Klopfen Sie Reste mit dem Mittelfinger sanft in die Haut ein.

Ist der Haarboden trocken, fällt die Haut in zahllosen, schneeweißen Schüppchen ab – ein unschönes Bild. Hier kann die Aloe regenerierend eingreifen und umfassend stabilisierend auf die Kopfhaut wirken.

Pflege

Augenkompresse

Rezeptur

10 ml Aloe-vera-Saft oder
10 ml Aloe-vera-Gesichtswasser

Behandlung

Geben Sie etwas puren Aloe-vera-Saft oder Aloe-Gesichtswasser auf zwei Wattepads und legen Sie diese auf die geschlossenen Lider oder den Bereich unterhalb der Augen. 2 Minuten einwirken lassen. Diese Behandlung belebt und erfrischt, entlastet auf sanfte Weise schwere Lider, mildert Tränensäcke und Fältchen.

Pflege

Anti-Schuppen-Kur

Rezeptur

250 ml Aloe-vera-Frischblattsaft
1 Eigelb
10 ml kaltgepresstes Olivenöl

Behandlung

Als Haarpackung eignet sich diese Rezeptur besonders gut. Die Zutaten im Mixer vermengen, einmassieren und eine halbe Stunde einwirken lassen. Die Packung unterstützt Ihre Haarpflege, wirkt Haarausfall und Schuppenbildung entgegen.

Pflege

Belebung für Haare und Kopfhaut

Rezeptur

Gel aus einem 5 cm langen Stück
Aloe-vera-Frischblatt
Honig

Behandlung

Wer zu Ekzemen an der Kopfhaut, Haarausfall oder Schuppenbildung neigt, wer seine Kopfhaut beleben und die Haare kräftigen will, kann sich mit einer selbst gemachten Aloe-vera-Haarpackung helfen. Trennen Sie dazu das Gel einer Scheibe Aloe-vera-Frischblatt heraus und geben Sie es in ein Schälchen. Fügen Sie so viel naturreinen Honig hinzu, dass sich die Mischung gut mit einer Gabel zu einer cremigen Haarkur vermengen lässt. Massieren Sie die Kur in Haare und Kopfhaut ein und lassen Sie sie 10 Minuten einwirken. Anschließend spülen Sie alles gründlich mit lauwarmem Wasser aus und waschen Ihre Haare mit einem pH-neutralen Shampoo.

Pflege

Regenerierende Haarpackung

Rezeptur

250 ml kaltgepresstes Oliven- oder Sesamöl
1 Eigelb
Gel aus einem 5 cm langen Stück Aloe-vera-Frischblatt (etwa 3 EL)

Behandlung

Mit dieser Haarpackung verbessern Sie sprödes Haar in seiner Struktur und bringen stumpfes Haar sanft zum Glänzen. Dazu alle Zutaten mit dem Mixer vermischen und gründlich in die trockene Kopfhaut und das Haar einmassieren. Mindestens 15 Minuten einwirken lassen. Während dieser Zeit den Kopf mit einem angewärmten Handtuch, einer Haube oder mit Folie luftdicht einpacken. Anschließend die Haare auswaschen.

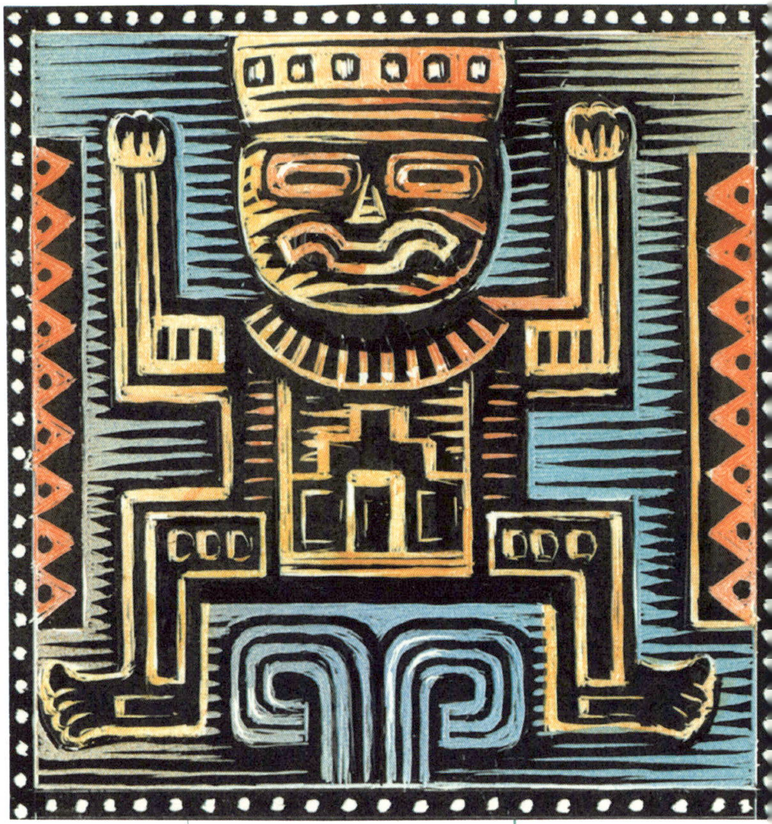

Die geheimnisvollen Symbole und Bildwelten der Maya faszinieren noch heute.

Pflege

Fußbad

Rezeptur

500 ml Aloe-vera-Frischblattsaft
5 Tropfen ätherisches Zitronellaöl

Behandlung

Wenn man bedenkt, dass uns unsere Füße während eines Lebens durchschnittlich umgerechnet viermal um den Globus tragen, haben sie wahrlich Pflege verdient. Mischen Sie 500 ml Aloe-vera-Frischblattsaft mit Zitronellaöl und geben Sie die Mischung in eine Fußwanne mit warmem Wasser. Baden Sie Ihre Füße 10 Minuten darin.

Dieser geschmeidige Fußbalsam mit Lavendelöl ist wie eine Duftreise durch die Provence. Er wirkt durchwärmend und entspannend. Wenn Sie ihn abends anwenden, sichern Sie sich einen ruhigen Schlaf.

Pflege

Balsam für sommerschöne Füße

Rezeptur

250 ml Aloe-Vera-Gel
5 Tropfen ätherisches Lavendelöl

Behandlung

Dieser Fußbalsam versorgt die Haut mit Feuchtigkeit, macht sie zart und seidig. 250 ml Aloe-Vera-Gel vom Frischblatt oder aus dem Reformhaus in die Füße massieren, ein paar Tropfen Lavendelöl darüber streichen, mit Frischhaltefolie umwickeln und in Sportsocken schlüpfen. 20 Minuten einwirken lassen und lauwarm abwaschen.

Pflege

Munderfrischung

Rezeptur

Aloe-Vera-Gelstückchen
2-mal täglich 50 ml Aloe-vera-Saft

Behandlung

Mehrmals täglich ein Aloe-Vera-Gel-Stückchen lutschen und anschließend hinunterschlucken, das erfrischt Ihren Mund und lässt Mundgeruch verschwinden. Spülen Sie zusätzlich morgens und abends Ihren Mund mit jeweils 50 ml Aloe-vera-Saft. Ziehen Sie dabei den Saft durch die Zahnzwischenräume und spucken Sie ihn anschließend wieder aus.

Pflege

Massageöl für gepflegte Hände

Rezeptur

10 ml frisches Aloe-vera-Blattgel
90 ml kaltgepresstes Pflanzenöl (z. B. Mandelöl, Jojobaöl, Sesamöl)
einige Tropfen ätherisches Zitronenöl für den Duft

Behandlung

Für die Pflege der Hände eignet sich das reife Aloe-vera-Blattgel in Verbindung mit einem hochwertigen Pflanzenöl bestens. Das Gel zerkleinern und mit den Ölen vermischen. In einem verschlossenen dunklen Glas 14 Tage lang lichtgeschützt und kühl aufbewahren. Durch ein Mulltuch filtern und in eine dunkle Flasche füllen. Hände, Nagelbett und Nägel vor allem abends sorgfältig damit einmassieren und eventuell über Nacht Baumwollhandschuhe tragen.

Pflege

Soforthilfe für zarte Lippen

Rezeptur

1 kleines Aloe-vera-Gelstück
5 ml Honig

Behandlung

Die Epidermis der Lippen und Lippenkonturen ist fünfmal dünner als die übrige Gesichtshaut und daher besonders empfindlich gegen Kälte, Wind und Sonnenlicht. Wollen Sie Ihre Lippen schützen und regenerieren, fahren Sie am Abend mit einem kleinen Gelstück über die Lippen und tupfen dann etwas Honig auf. Bei täglicher Anwendung sind die Lippen schön voll und gut durchblutet.

Pflege

Desodorierendes Körpertonikum

Rezeptur

150 ml Rosenwasser, 2 g Alaunpulver (Apotheke)
5 Tropfen ätherisches Wildrosenöl
10 ml Alkohol (70 %)
50 ml Aloe-Vera-Gel (gekauft, ohne Gelbildner)

Behandlung

50 ml Rosenwasser abnehmen und das Alaunpulver darin auflösen. Wildrosenöl in Alkohol lösen. Beide Flüssigkeiten mit dem restlichen Rosenwasser und dem Aloe-Gel kräftig schütteln. Dunkel aufbewahren.

Nach dem Duschen aufgetragen, wirkt dieses Tonikum in seiner Kombination von Aloe-vera-Gel mit Rose herrlich belebend. Das Alaunpulver verleiht ihm eine adstringierende und desodorierende Wirkung. Alaun bewirkt ein »Zusammenziehen« der Hautporen, was die Schweißabsonderung mindert. Gleichzeitig hemmt er geruchsverursachende Bakterien.

Jojobaöl ist ein idealer Partner für Aloe vera. Es ist entzündungshemmend, enthält wichtige Vitamine und Mineralien, ist für alle Hauttypen geeignet und macht die Haut seidenweich.

Pflege

Reichhaltige Körperlotion

Rezeptur

15 ml Tween 80 (Emulgator; gibt es in der Apotheke)
25 ml Jojobaöl
10 ml Weizenkeimöl
50 ml Aloe-vera-Ölauszug (gekauft)
5 Tropfen Teebaumöl
3 Tropfen ätherisches Geranienöl

Behandlung

Diese Körperlotion versorgt Ihre Haut schnell mit Feuchtigkeit, macht sie frischer und vitaler; unangenehmes Spannungsgefühl verschwindet. Bei regelmäßiger Anwendung verbessert sie sichtbar das Hautbild. Tween 80 mit Jojobaöl und Weizenkeimöl in eine Glasschale gießen und vermischen. Dann die ätherischen Öle unterrühren. In eine dunkle Flasche füllen und vor Gebrauch immer gut schütteln.

Pflege

Problemzonen-Schlammpackung

Rezeptur

10 ml frisches Aloe-vera-Blattgel
Aloe-vera-Gel
100 g Schlamm aus dem Toten Meer

Behandlung

Mit dieser Packung fühlt sich die Haut erfrischt, zart und geschmeidig an. Das Aloe-vera-Gel vorsichtig unter den Schlamm aus dem Toten Meer rühren. Tragen Sie die Mischung auf die gereinigte Haut an Problemzonen wie Bauch, Po und Oberschenkeln auf. Die mit Schlamm bedeckte Körperpartie umwickeln Sie anschließend mit einem Handtuch. Eine halbe Stunde einwirken lassen. Beginnt der Schlamm langsam zu trocknen, spülen Sie ihn mit lauwarmem Wasser gründlich ab.

Pflege

Peelingpackung für Arme und Beine

Rezeptur

30 g ungebleichtes, grobes Weizenmehl
30 ml frischer Aloe-vera-Saft
10 ml angewärmter Honig

Behandlung

Die Haut neigt besonders an Beinen und Armen zum Austrocknen. Mit dieser Peelingpackung entfernen Sie ganz hautschonend verhornte Zellen und Hautunreinheiten. Verrühren Sie die Zutaten zu einem glatten Brei und tragen Sie ihn auf die gereinigte Haut auf. Nach 15 Minuten erst lauwarm, dann kalt abwaschen und die Haut mit reinem Pflanzenöl einfetten.

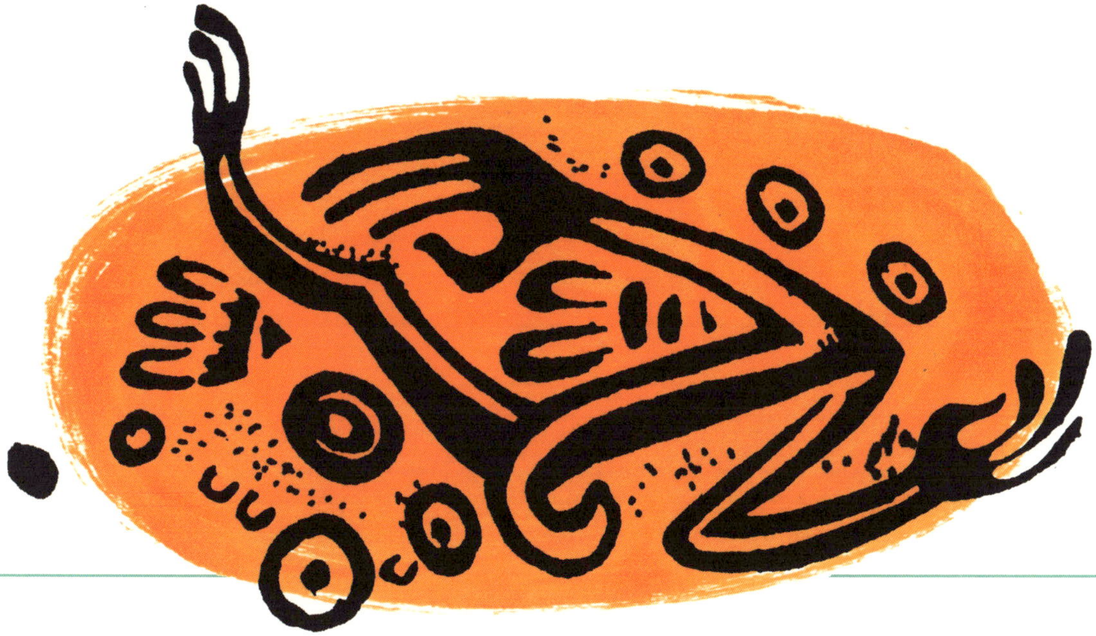

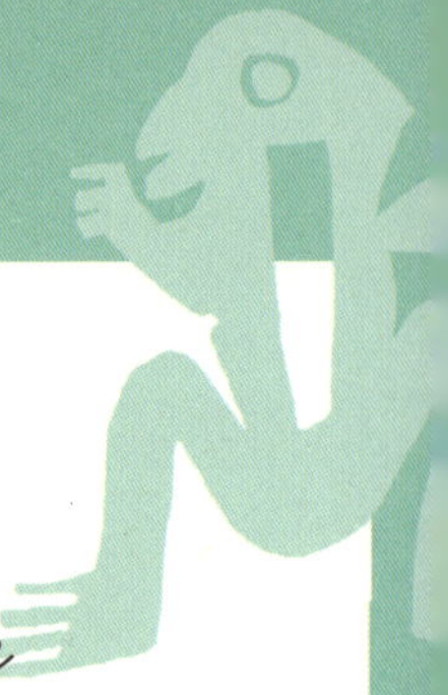

Special: Schönheit von innen – Wellness-Cocktails mit Aloe vera

Mit diesen Aloe-vera-Drinks sind Sie auf der Sonnenseite: Früchte oder Gemüse sorgen für Geschmack, liefern Energie und stärken das Immunsystem. Besser kann Gesundheit nicht schmecken!

Energie-Aloe-vera

Zutaten für 1 Glas (200 ml)

2,5 cm Aloe-vera-Frischblatt
1 Apfel, 1/2 Banane
3 frische Datteln ohne Stein
150 ml Sojamilch
1 EL Honig

1. Das Aloe-vera-Frischblatt und den Apfel schälen. Zusammen mit der Banane und den Datteln pürieren.
2. Sojamilch und Honig dazugeben, verrühren und sofort genießen.

Hula-Aloe-Beauty-Drink

Zutaten für 1 Glas (200 ml)

10 ml Aloe-vera-Saft
10 ml Kokosmilch (frisch oder aus der Dose)
180 ml Ananassaft
Eiswürfel

1. Zutaten 2 Minuten lang in einem Cocktailshaker mixen.
2. Auf Eis im Glas servieren.

Skindrink

Zutaten für 1 Glas (200 ml)

20 ml Aloe-vera-Saft
180 ml Kurmolke

1. Zutaten 2 Minuten lang in einem Cocktailshaker gut mixen.
2. Jeden Morgen auf nüchternen Magen trinken. Wirkt sehr gut bei Jugendakne.

Aloe-vera-Orange-Wave

Zutaten für 1 Glas (200 ml)

3–4 Blutorangen
1/2 TL Zitronen-Limetten-Sirup
30 ml Aloe-vera-Saft
stilles oder leicht sprudelndes Wasser zum Verdünnen

1. Orangen auspressen und mit den übrigen Zutaten mischen.
2. Mit etwas Wasser verdünnen.

Vitamin-Drink mit Aloe vera

Zutaten für 1 Glas (200 ml)

30 ml Aloe-vera-Saft
35 ml Zitronen-Limetten-Sirup
5 ml Blutorangensirup
125 ml Multivitaminsaft oder sprudelndes Wasser

1. Aloe-vera-Saft und die zwei Sirups 2 Minuten lang in einem Cocktail-Shaker gut mixen.
2. Mit Multivitaminsaft oder sprudelndem Wasser aufgießen.

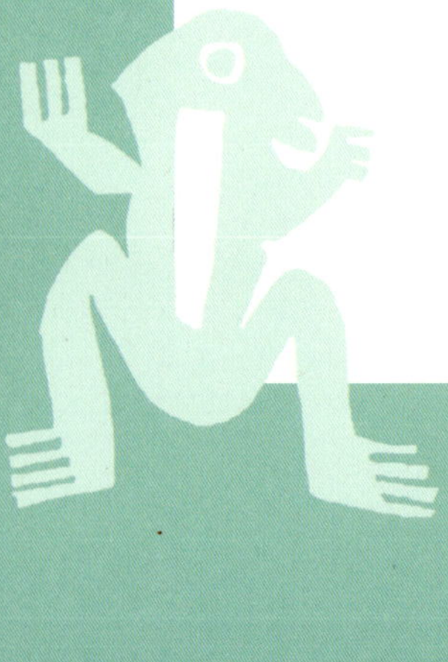

Aloe-Fruits

Zutaten für 1 Glas (200 ml)

1 Kiwi, 1/2 Banane
160 ml Milch zum Aufgießen
30 ml Aloe-vera-Saft
etwas Zitronensaft

1. Kiwi und Banane schälen, zerkleinern und mit dem Pürierstab oder im Mixer fein pürieren.
2. Mit Milch und Aloe-vera-Saft auffüllen, etwas Zitronensaft hinzufügen und alles im Shaker gut mixen.

Früchtetee mit Aloe vera

Zutaten für 1 Glas (200 ml)

150 ml Multivitamin-Früchtetee
30 ml Aloe-vera-Saft
10 ml Orangensirup
5 ml Ahornsirup nach Belieben
etwas Mineralwasser zum Aufgießen, Eiswürfel

1. Früchtetee kochen und kalt stellen.
2. Aloe-vera-Saft, Sirups und Mineralwasser dazugeben; auf Eiswürfeln servieren.

Amaro-Aloe

Zutaten für 1 Glas (200 ml)

40 ml Aloe-vera-Saft
60 ml Mineralwasser
80 ml Grapefruitsaft
etwas Zitronensaft
20 ml Fruchtsirup, Eiswürfel

1. Alle Zutaten 2 Minuten lang in einem Cocktailshaker mixen.
2. Auf Eiswürfeln im Glas servieren.

Aloexotika

Zutaten für 1 Glas (200 ml)

40 ml Aloe-vera-Saft
20 ml Kokosmilch aus der Dose
10 ml Sahne
Honig oder Ahornsirup nach Geschmack
130 ml Ananassaft

1. Mischen Sie alle Zutaten bis auf den Ananassaft.
2. Ananassaft in mehreren kleinen Portionen dazugeben. Schütteln Sie die Mixtur zwischendurch kräftig.

Aloe-Wake-up

Zutaten für 1 Glas (200 ml)

40 ml Aloe-vera-Saft
130 ml Sanddorn-Orangen-Nektar
30 ml Buttermilch
Honig nach Belieben
Eiswürfel

1. Zutaten 2 Minuten lang in einem Cocktailshaker mixen.
2. Auf Eis im Glas servieren.

Aloe-Amore

Zutaten für 1 Glas (200 ml)

30 ml Aloe-vera-Saft
70 ml Mineralwasser
50 ml Himbeer- oder Erdbeersirup
50 ml Kirsch- oder Heidelbeersaft
etwas Zitronensaft, Eiswürfel

1. Geben Sie alle Zutaten in einen Mixer. Alles 2 Minuten lang mixen.
2. Auf Eis im Glas servieren.

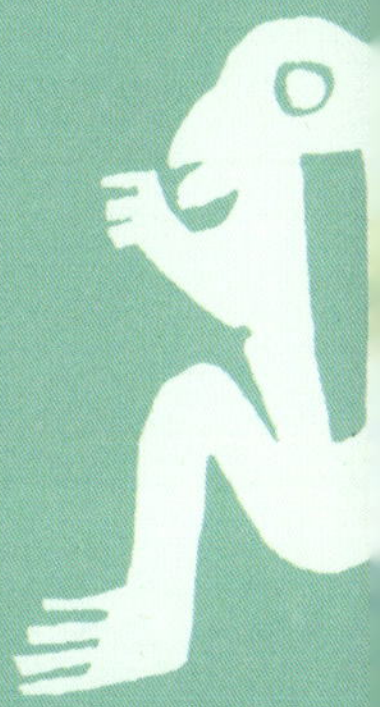

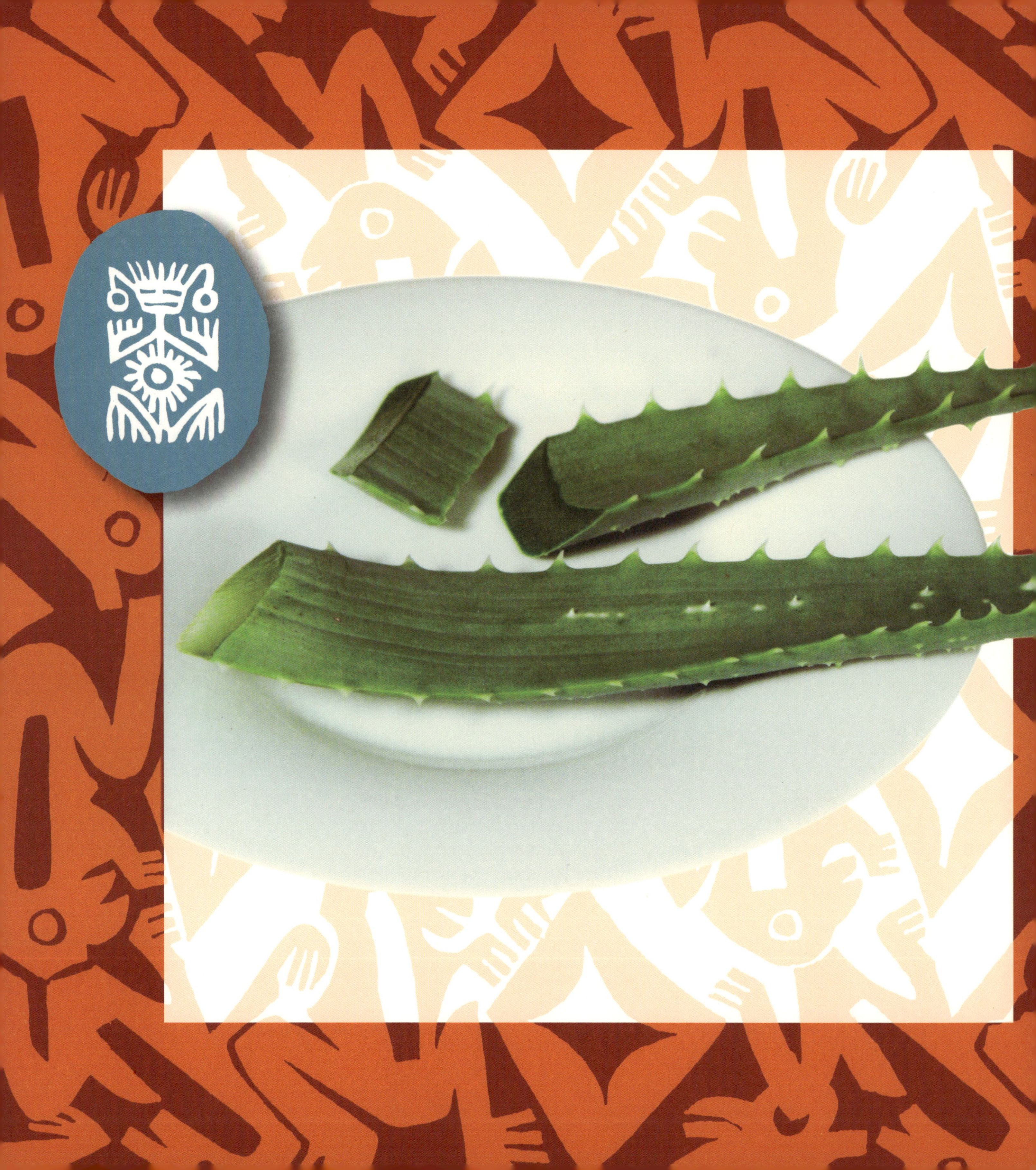

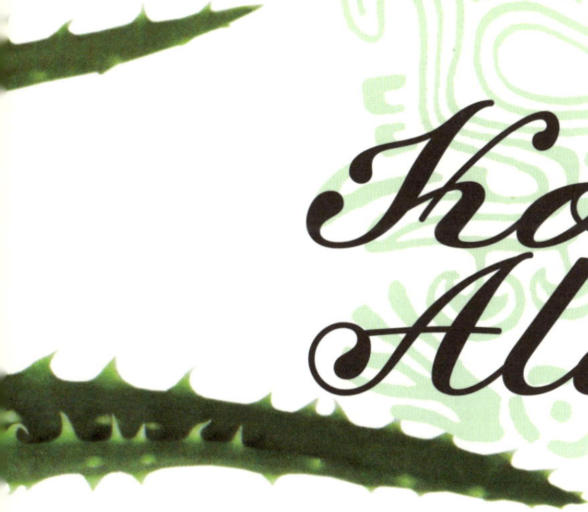

Kochen mit Aloe vera

Leckeres mit Aloe vera

Es ist eine alte Weisheit: Essen hält Leib und Seele zusammen und die gesunden Gerichte mit Aloe vera auf den folgenden Seiten machen wirklich glücklich! Und sind ohne großen Aufwand nachzukochen.

Tagliatelle mit Zitrone und Aloe, Aloe à l'Orange, Aloe-vera-Joghurteis mit karamellisierter Ananas – Sie lesen richtig! Die Aloe vera ist nicht nur eine wertvolle Partnerin in Sachen Wohlbefinden und Schönheit, sie ist auch eine interessante Entdeckung für alle, die sich auf unbekanntes kulinarisches Terrain begeben wollen. Zugegeben, ihr Geschmack ist »eigen« – zunächst etwas bitter – und gewöhnungsbedürftig. Doch Sie werden es schnell entdecken: kombiniert mit frischen Früchten oder Gemüse oder zu einem ungewöhnlichen Cocktail (wie im Special auf Seite 150–151) gemixt, entfalten Aloe-vera-Frischblattfilet und Aloe-vera-Gel ihren ganz besonderen Reiz.

Das Aloe-vera-Frischblatt ist der Teil der Aloe-Pflanze, der in den nachfolgenden Rezepten am häufigsten verwendet wird. Sie müssen beim Kauf darauf achten, dass Sie Blätter aus kontrolliert biologischem Anbau bekommen (wenn Sie Ihre eigene Aloepflanze nicht kahl ernten wollen). Denn Bodenbeschaffenheit, Sonneneinwirkung und Anbauweise bringen große Qualitätsunterschiede mit sich, was sich im Gewicht der Blätter ebenso widerspiegelt wie in der Feuchtigkeit, der Konsistenz und dem Vital- bzw. Nährstoffgehalt ihres Frischblattfilets. Frische Aloe-vera-Blätter bekommen Sie in Naturkostläden und Reformhäusern oder über das Internet (siehe S. 157). Achten Sie darauf, dass sich das Blatt fest anfühlt und ohne Druckstellen oder glasige Stellen ist.

Die richtige Vorbereitung

Bevor Sie mit Aloe vera kochen, gibt es einiges zu tun, damit die in Blattgrün und Blattrinde enthaltenen Arzneistoffe nicht zu Durchfällen oder Krämpfen führen. Sie müssen das Aloe-vera-Frischblatt unbedingt schälen. Entfernen Sie die gesamte grüne Blatthaut und verwenden Sie nur das durchsichtige Blattfilet. Was da zum Beispiel gelb aus der Anschnittstelle heraustropft, ist Aloin, mit dem Sie Ihrem Darm schaden können.

Wie schon auf den Seiten 75ff. beschrieben, entfernen Sie also zunächst die Blattseiten mit den Stacheln, den Blattansatz und die Blattspitze. Lösen Sie das Blattfilet heraus, indem Sie von der Blattoberseite die Schale entfernen. Wollen Sie ganz sichergehen, entfernen Sie zuerst den Blattansatz und stellen das Blatt eine halbe Stunde in klares Wasser, damit die Reizstoffe abfließen können. Nach dem Schälen können Sie das ausgelöste Filet je nach Rezept weiterverarbeiten. Da die wertvollen Inhaltsstoffe sehr wärmeempfindlich sind, sollten Sie Blanchierzeiten möglichst kurz halten. Oft genügt es, wenn Sie den etwas zähen Schleim unter fließendem Wasser abspülen und das Filet erst ganz kurz vor dem Servieren unter das Gericht heben.

Auf zu kulinarischen Entdeckungen

Nachdem Sie das Frischblatt angeschnitten haben, sollten Sie den Rest relativ kühl, aber nicht zu kalt lagern, beispielsweise im Gemüsefach des Kühlschranks oder an einem anderen kühlen Platz im Haus. Die Schnittstelle sollten Sie in Frischhaltefolie oder Küchenpapier einwickeln. Können Sie Ihr Aloe-vera-Frischblatt nicht schnell verbrauchen, lässt es sich ganz einfach einfrieren. Hierfür das Blatt schälen und das innere Blattfilet in Einzelportionen schneiden. Diese können Sie dann nach Bedarf ganz praktisch auftauen.

Wir haben für Sie Rezepte für Vorspeisen, Suppen und Salate, für leckere Hauptgerichte und Nachspeisen sowie für alkoholische Drinks mit der besonderen Ingredienz Aloe vera zusammengestellt. Vielleicht lassen Sie sich auch zu eigenen fantasievoll-köstlichen Aloe-vera-Rezepten inspirieren?

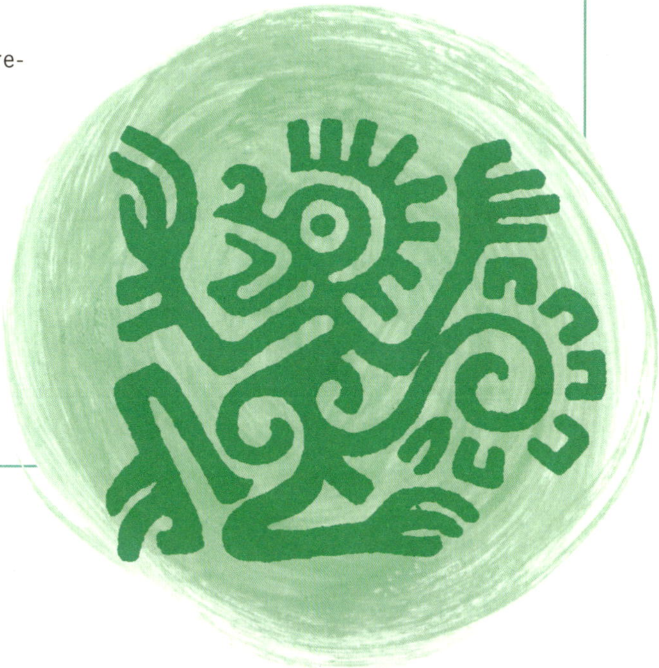

Vorspeisen

Es soll ja Leute geben, die im Restaurant nur Vorspeisen essen. Auch bei diesen leckeren Startern sollten Sie unbedingt auf Entdeckungsreise gehen, eventuell kann der Hauptgang danach ausfallen. Von einfach-rustikal bis edel-elegant, mit köstlichem Aroma und ganz unterschiedlicher Beschaffenheit: Diese kleinen delikaten Aloe-Vorspeisen werden jeden Appetit anregen – freuen Sie sich darauf.

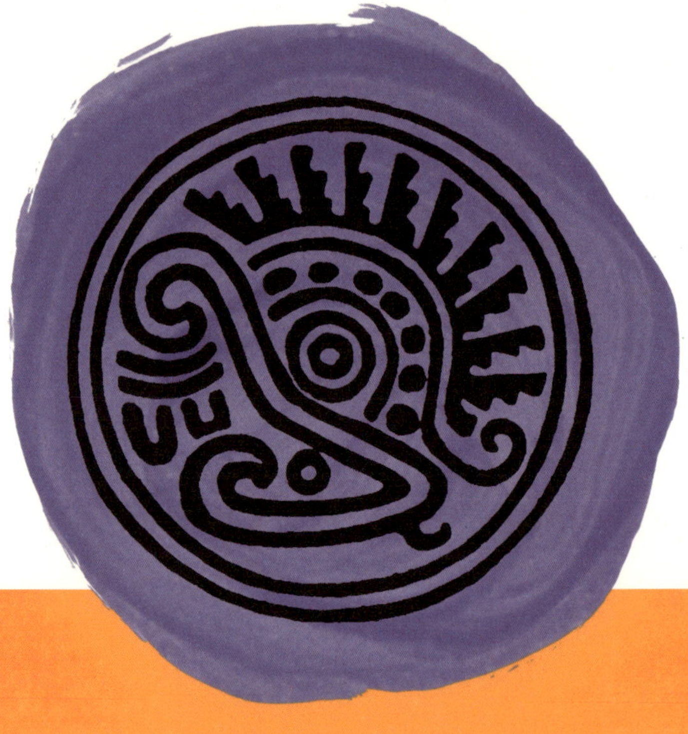

Aloe-Sushi

Zutaten für 4 Portionen

150 g japanischer Rundkornreis
1 Stück Kombu (getrockneter Seetang), 2,5 cm lang
1/2 TL Salz, 1 EL Zucker
1 1/2 EL Reisessig
350 g Aloe-vera-Frischblattfilet
100 ml Sojasauce
1 Salatgurke, 3 Nori-Blätter
Bambusmatte, ersatzweise starke Alufolie

Zubereitung

1. Den Reis unter fließendem Wasser abwaschen. Reis und Kombu in einem Topf mit 250 ml Wasser erhitzen, Kombu kurz vor dem Kochen herausnehmen und wegwerfen. Den Reis 15 Minuten bei schwacher Hitze zugedeckt garen, dann auf der ausgeschalteten Herdplatte ausquellen lassen. Salz und Zucker im Reisessig auflösen. Unter den fertigen Reis geben und alles abkühlen lassen.
2. Aloe-vera-Frischblattfilet in lange Streifen schneiden, den Schleim warm abwaschen, Aloe-Streifen abtropfen lassen und in Sojasauce marinieren. Die Gurke waschen, quer vierteln und dann längs in Streifen schneiden. Dabei den Mittelteil mit den Kernen nicht verwenden.
3. Nori-Blätter nacheinander mit der rauen Seite nach oben auf die Bambusmatte legen, den Reis gleichmäßig darauf verteilen. Dabei einen 1,5 cm breiten Streifen am hinteren Rand freilassen.
4. Die marinierten Aloe-Streifen auf den Reis legen und mit den Gurkenstreifen belegen. Die belegten Nori-Blätter mit der Bambusmatte einrollen.
5. Die eingerollten Blätter kurz auf der Nahtstelle ruhen lassen, dann mit einem in Essig getauchten Messer in etwa 4 cm breite Stücke schneiden. Die Sushi dekorativ auf einer Platte anrichten.

Wer will, kann die Aloe-Sushi zusätzlich mit Tunfisch füllen. Dazu einen schmalen Streifen abgetropften Tunfisch aus der Dose neben die Gurke legen. Dünn mit Wasabi, dem scharfen, grünen japanischen Meerrettich bestreichen. Dann die Sushi-Rolle wie im Rezept beschrieben einrollen. Dazu schmeckt eingelegter rosa Ingwer.

Die Füllung der Nudeltaschen mit Tunfisch-Aloe lässt sich ganz nach Belieben variieren. Zwei edle Varianten wären eine Füllung mit Krabbenfleisch aus der Dose oder eine mit geräuchertem Lachs.

Nudeltaschen mit Tunfisch-Aloe-Füllung

Zutaten für 4 Portionen

Für den Nudelteig:
250 g Mehl
2 Eier plus 1 großes Eigelb
1 EL Olivenöl

Für die Füllung:
150 g Aloe-vera-Frischblattfilet
250 g Tunfisch in Wasser (Dose)
2 EL Semmelbrösel/Paniermehl
etwas Sahne
Salz und Pfeffer

Zubereitung

1. Mehl, Eier, Eigelb, Öl und 1 Esslöffel Wasser in einer Schüssel vermischen und anschließend zu einem festen Teig verkneten. Den Teig in Klarsichtfolie einwickeln und ca. 30 Minuten ruhen lassen (nicht im Kühlschrank).
2. Aloe-vera-Frischblattfilet in Stücke schneiden, den Schleim warm abwaschen und abtropfen lassen. Tunfisch zerkleinern. Aloe, Tunfisch und Paniermehl mit dem Stabmixer fein pürieren. Mit Sahne, Salz und Pfeffer abschmecken und kalt stellen.
3. Den Nudelteig sehr dünn ausrollen. Mit einem runden Ausstecher oder einem Glas Teigkreise ausstechen. Je einen Teelöffel Füllung auf die ausgestochenen Teigkreise geben. Die Ränder jeweils zusammenklappen und gut andrücken.
4. Die fertigen Nudeltaschen ca. 10 bis 15 Minuten in reichlich Salzwasser sieden lassen.

Pfannkuchen mit Aloe-Honig

Zutaten für 4 Portionen

200 g Weizenmehl
2 Eier
250 ml Aloe-vera-Gel (fertig gekauft)
250 ml Buttermilch
Salz
Sonnenblumenöl zum Backen
50 g Honig

Zubereitung

1. Mehl in eine Schüssel geben. Eier, 200 ml Aloe-vera-Gel, Buttermilch und Salz dazugeben und alles mit einem Schneebesen zu einem glatten Teig verrühren.
2. Etwas Sonnenblumenöl in einer Pfanne erhitzen. Nacheinander zwölf kleine Pfannkuchen auf beiden Seiten in 3 bis 5 Minuten goldgelb ausbacken und warm halten.
3. Den Honig mit 50 ml Aloe-vera-Gel mischen und über die Pfannkuchen geben.

Rucola-Aloe-Frischkäse

Zutaten für 4 Portionen

80 g Aloe-vera-Frischblattfilet
300 g Magerquark
1 Bund Rucola
Salz, Pfeffer, Paprikapulver
2 EL Olivenöl
1 EL heller Aceto balsamico
Saft von 1 Limette
2 Tomaten
1 Salatgurke

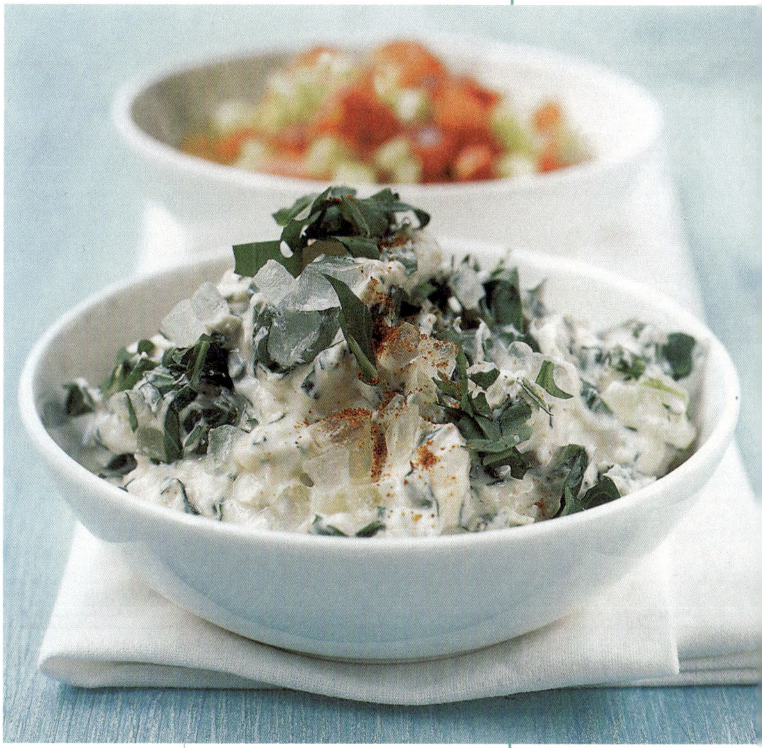

Zubereitung

1. Aloe-vera-Frischblattfilet fein hacken, den Schleim warm abwaschen und das fein gehackte Blatt abtropfen lassen. Den Quark mit einem Schneebesen glatt rühren. Rucola waschen, trockenschütteln und bis auf einige Blätter klein schneiden. Aloe-vera-Frischblattfilet und Rucola unter den Quark mischen. Mit Salz, Pfeffer und Paprika würzen und kühl stellen.
2. Olivenöl, Aceto balsamico und Limettensaft zu einem Dressing verrühren, mit Salz und Pfeffer abschmecken. Tomaten und Gurke waschen, Gurke schälen. Beides in Scheiben schneiden und das Dressing darüber träufeln.
3. In der Mitte eines Tellers den Rucola-Aloe-Frischkäse anrichten. Den Tomaten-Gurken-Salat um den Frischkäse verteilen und mit den Rucolablättern garnieren.

Gut gekühlt ist der Rucola-Aloe-Frischkäse eine sommerliche Köstlichkeit.

Falls Sie keinen frischen grünen Spargel bekommen, können Sie ihn ersetzen. Hier eine leckere Alternative: Nehmen Sie einfach stattdessen eine große Gemüsezwiebel und zwei rote Paprikaschoten.

Tortilla mit Aloe und Spargel

Zutaten für 4 Portionen

300 g Aloe-vera-Frischblattfilet
500 g grüner Spargel
1 große Kartoffel (ca. 200 g)
1 mittelgroße Zwiebel
2 EL Sonnenblumenöl
8 Eier, Salz, Pfeffer

Zubereitung

1. Aloe-vera-Frischblattfilet in Scheiben schneiden und den Schleim warm abwaschen, Scheiben abtropfen lassen.
2. Vom Spargel das holzige Ende abschneiden, die Stangen waschen und in 2 bis 3 cm lange Stücke schneiden. Die Kartoffel abziehen und in feine Scheiben hobeln. Die Zwiebel schälen und würfeln.
3. Das Öl in einer großen Pfanne erhitzen und die Zwiebel andünsten. Kartoffelscheiben und Spargelstücke dazugeben und anbraten. Mit einem passenden Deckel zudecken und das Gemüse in 10 Minuten bei schwacher Hitze bissfest garen. Aloe vera dazugeben, mit Salz und Pfeffer abschmecken.
4. Die Eier mit etwas Salz verquirlen und bei niedriger Hitze vorsichtig über das Gemüse geben. Zugedeckt stocken lassen, wenden und goldgelb ausbacken.

Gefüllte Gemüse

Zutaten für 4 Portionen

320 g Aloe-vera-Frischblattfilet
4 mittelgroße Tomaten
8 Riesenchampignons
250 g Champignons
1 Zwiebel
1 Bund gemischte Kräuter (z. B. Petersilie, Basilikum, Thymian)
150 g geriebener mittelalter Gouda
50 g geriebener Parmesan
100 ml Crème fraîche
2 EL Olivenöl, Salz
1 Bund Petersilie

Zubereitung

1. Das Aloe-vera-Frischblattfilet in Würfel schneiden, Schleim warm abwaschen und Aloe-Würfel abtropfen lassen. Die Tomaten waschen, oben einen »Deckel« abschneiden und die Tomaten mit einem Löffel vorsichtig aushöhlen. Von den Riesenchampignons die Stiele entfernen und die Riesenchampignons etwa zwei Drittel tief aushöhlen.
2. Die restlichen Champignons und die Stiele in Würfel schneiden. Die Zwiebel abziehen und in Würfel schneiden. Die Kräuter waschen, trocknen und fein hacken. Gouda und Parmesan mischen. Backofen auf 200 °C vorheizen.
3. Zwiebel- und Champignonwürfel im Öl in einer Pfanne goldgelb rösten. Das Aloe-vera-

Frischblattfilet und die gehackten Kräuter dazugeben und unterrühren. Die Crème fraîche hinzufügen, mit Salz abschmecken. Die Masse in die ausgehöhlten Riesenchampignons und Tomaten füllen und in eine Auflaufform setzen. Mit dem geriebenen Käse bestreuen. 15 Minuten im Backofen fertig backen.

Mango-Aloe-Salsa

Zutaten für 4 Portionen

1 Mango, 1/4 frische Ananas
50 g rote Paprikaschote
150 g Aloe-vera-Frischblattfilet
2 Frühlingszwiebeln
1 Knoblauchzehe
1 Chilischote
2 EL Limettensaft
2 EL Chiliöl
1/4 TL gemahlener Kreuzkümmel
Salz

Zubereitung

1. Mango entsteinen und schälen, Ananas ebenfalls schälen und braune »Augen« abschneiden. Beide Früchte in kleine Stücke schneiden und in eine Schüssel geben.
2. Paprika würfeln. Das Aloe-vera-Frischblattfilet würfeln, Schleim warm abwaschen und Aloe-Würfel abtropfen lassen, Frühlingszwiebeln waschen, putzen und klein schneiden. Knoblauchzehe abziehen und zerdrücken. Chilischote entkernen und hacken. Alles mit Limettensaft, Chiliöl und Kreuzkümmel vermischen.
3. Mit Salz abschmecken und mit dem Obst vermischen. Mit knusprigem Baguette servieren.

Diese Mango-Aloe-Salsa schmeckt nicht nur zu Weißbrot. Sie verleiht gegrilltem Fisch, Huhn oder Fleisch eine herrlich exotische Note. Sollten keine Mangos erhältlich sein, nehmen Sie einfach stattdessen zwei Papayas oder etwa 175 g geschälte und gehackte Pfirsiche, die Sie mit der Gabel ein wenig zerdrücken, um den Saft zu bekommen.

Chinesische Glücksrollen

Das Reispapier soll angefeuchtet, aber nicht nass sein. Sie können, um es weich zu machen, nur eine Seite mit einem Backpinsel mit Wasser einstreichen, bis es elastisch ist. Danach gut abschütteln.

Zutaten für 4 Portionen

300 g Aloe-vera-Frischblattfilet
1 Möhre
1 rote Paprikaschote
150 g Sojasprossen
1 Bund gemischte Kräuter (z. B. Petersilie, Koriander)
150 g Tofu
16 Blätter Reispapier (22 cm ø)
1 EL Sojasauce

Zubereitung

1. Das Aloe-vera-Frischblattfilet kurz blanchieren und in feine Streifen schneiden. Die Möhre und die Paprikaschote waschen, schälen bzw. putzen und in feine Scheiben bzw. Streifen schneiden. Die Kräuter abzupfen, waschen und grob hacken. Tofu mit Küchenpapier trockentupfen und in feine Streifen schneiden.
2. Eine große flache Schüssel mit kaltem Wasser füllen. Ein Reisblatt kurz einweichen, anschließend auf einem Tuch ausbreiten. Portionsweise mit Gemüse und Tofu etwa fingerlang belegen. Mit Sojasauce beträufeln. Die Seiten des Blattes einschlagen und fest, aber sehr vorsichtig einrollen.

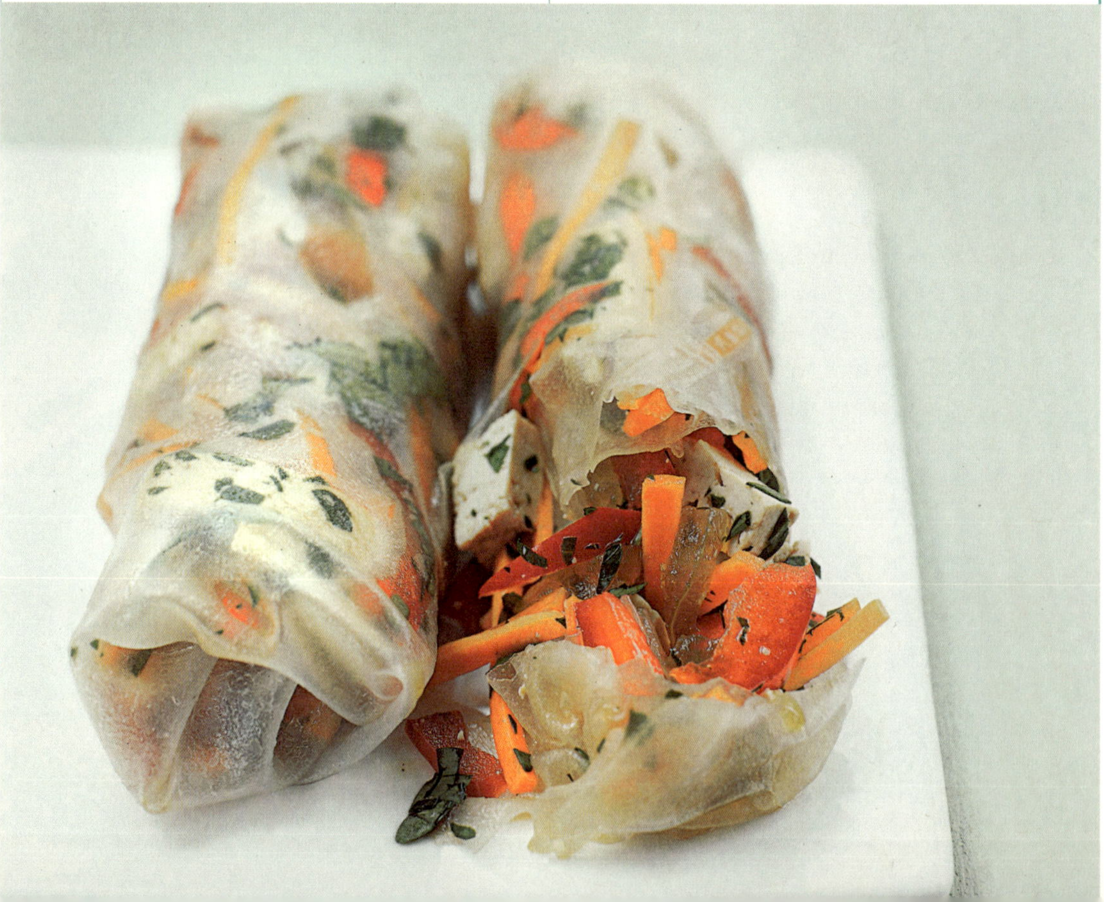

Gemüse-Antipasto mit Aloe-vera-Dip

Zutaten für 4 Portionen

200 g Aloe-vera-Frischblattfilet
1/2 unbehandelte Salatgurke
2 Knoblauchzehen
250 g Quark
1 TL Zitronensaft
Salz und Pfeffer
2 EL Olivenöl
200 g Aubergine
200 g Zucchini
Je 1 rote und gelbe Paprikaschote
2 Möhren
4–8 frische Champignons
4 Frühlingszwiebeln
Dazu: Weißbrot

Zubereitung

1. Das Aloe-vera-Frischblattfilet in kleine Stücke schneiden, den Schleim warm abwaschen und Aloe-Stücke abtropfen lassen. Die Gurke waschen und in feine Stifte schneiden. Die Knoblauchzehen abziehen und zerdrücken. Alles zusammen unter den Quark rühren und mit Zitronensaft, 1 Prise Salz, Pfeffer und Olivenöl würzen.
2. Alle Gemüse waschen, putzen und in Scheiben schneiden, Frühlingszwiebeln längs halbieren. Gemüse in 10 bis 15 Minuten unter dem Backofengrill bissfest grillen.
3. Das Gemüse mit dem Aloe-vera-Dip auf einem Teller anrichten und mit Weißbrot servieren.

Anstelle des gegrillten Gemüses schmecken zu diesem Gemüse-Antipasto mit Aloe-vera-Dip auch knackige Crudités der Saison in Streifen, Stangen oder Ringen: Möhren, Champignons Kirschtomaten ... Dazu vielleicht Knäckebrot, Kräcker oder Grissini. Auch der Dip ist ausgesprochen anpassungsfähig, und Sie können ihn ganz nach Geschmack anders würzen.

Suppen

Die Suppen in diesem Kapitel lassen sich gut vorbereiten, denn die Aloe kommt erst kurz vor dem Servieren dazu. Mit einer pfiffigen Garnierung zaubern Sie einen besonderen Pfiff und geben Ihrer Suppe einen italienischen, spanischen, karibischen, orientalischen oder fernöstlichen Touch. Schauen Sie über den Tellerrand und löffeln Sie sich durch die Suppenküchen der Welt!

Gazpacho mit Aloe

Zutaten für 4 Portionen

1 kg Tomaten
400 g Aloe-vera-Frischblattfilet
1 Gurke
1 rote Paprikaschote
1 Zwiebel
2 Knoblauchzehen
je 1/2 Bund Petersilie und Basilikum
500 ml kalte Gemüsebrühe
2 EL Olivenöl
Saft von 1/2 Zitrone
Salz und Pfeffer

Zubereitung

1. 500 g Tomaten mit heißem Wasser überbrühen und abziehen, halbieren und entkernen. Aloe-vera-Frischblattfilet würfeln, Schleim warm abwaschen und Aloe-Würfel abtropfen lassen. Die Gurke schälen und klein schneiden. Die Paprika waschen, putzen und klein schneiden. Zwiebel und Knoblauch abziehen und grob zerkleinern. Kräuter waschen, Blätter vom Stiel zupfen und trocknen. Gemüsebrühe aufkochen und abkühlen lassen.
2. Die restlichen Tomaten würfeln. Das Aloe-vera-Filet, die geschälten Tomaten, die Gemüse und Kräuter nacheinander im Mixer pürieren. Das Öl und die kalte Gemüsebrühe dazugeben, mit Zitronensaft, Salz und Pfeffer abschmecken.

Gazpacho ist eine kalte Gemüsesuppe aus Andalusien. Die hier vorgeschlagene Gazpacho mit Aloe schmeckt ein bisschen rustikal. Wer es milder und cremiger mag, rührt direkt vor dem Servieren einen Löffel Sahne ein. Eine gewisse Süße können Sie der Suppe entweder durch die Zugabe von Tomatenketchup oder – je nach Geschmack – von Tomatenmark verleihen.

Servieren Sie die Borschtsch-Suppe mit Aloe mit einem Esslöffel saurer Sahne, Crème fraîche oder fettarmen Frischkäse pro Teller. Knuspriges Weißbrot, Brötchen oder Bagels ergänzen sie perfekt.

Borschtsch mit Aloe

Zutaten für 4 Portionen

1 rote Zwiebel, 1 Möhre
4 Knoblauchzehen
600 g frische Rote Bete
1 EL Olivenöl
1/4 rote Chilischote
8 g getrocknete Pilze
1 l kochende Hühnerbrühe
2–3 EL Rotweinessig
Salz, Pfeffer
200 g Aloe-vera-Frischblattfilet
frischer Koriander zum Garnieren

Zubereitung

1. Zwiebel abziehen, Möhre waschen und schälen. Beides in dünne Scheiben bzw. Ringe schneiden. Knoblauch abziehen und zerdrücken. Rote Bete schälen und würfeln. Öl in einem Topf erhitzen, Knoblauch, Zwiebel, Chili, Möhren und getrocknete Pilze dazugeben und bei starker Hitze unter Rühren 2 Minuten anbraten.
2. Rote Bete in den Topf geben, kochende Brühe und 2 Esslöffel Essig zugießen. Topfinhalt zum Kochen bringen. Hitze reduzieren, Suppe 15 bis 20 Minuten bei schwacher Hitze kochen lassen, bis die Rote Bete weich ist.
3. Suppe mit Salz und Pfeffer abschmecken, nach Geschmack noch 1 Esslöffel Essig dazugeben. Wer will, püriert die Suppe.
4. Das Aloe-vera-Frischblattfilet klein würfeln, Schleim warm abwaschen, Aloe-Würfel abtropfen lassen und in die Suppe rühren. Suppe mit Koriander garnieren und servieren.

Hokkaido-Aloe-Suppe

Zutaten für 4 Portionen

200 g Aloe-vera-Frischblattfilet
400 g Hokkaido-Kürbis
300 g Kartoffeln, 100 g Petersilienwurzel, 200 g Zwiebeln
2 TL Sonnenblumenöl
750 ml Gemüsebrühe,1 Lorbeerblatt; 2 Nelken, Salz, Pfeffer

Zubereitung

1. Das Aloe-vera-Frischblattfilet in Stücke schneiden, Schleim warm abwaschen und Aloe-Stücke abtropfen lassen. Kürbis waschen, entkernen und klein schneiden. Kartoffeln und Petersilienwurzel waschen, schälen und in kleine Würfel schneiden. Die Zwiebeln abziehen und würfeln.
2. Öl in einen Topf geben, Zwiebeln darin hellbraun anbraten. Wurzelgemüse dazugeben und mit Brühe auffüllen. Kürbis dazugeben. Lorbeerblatt und Nelken hinzufügen und alles 15 Minuten bei kleiner Flamme garen.
3. Vor dem Servieren die Aloe-vera-Stückchen unterrühren und die Suppe mit Salz und Pfeffer abschmecken.

Möhren-Kardamom-Suppe

Zutaten für 4 Portionen

500 g große Möhren
750 ml heiße Gemüsebrühe
1/2 TL grobes Meersalz
1–2 TL Harissa
4–6 grüne Kardamomkapseln, zerdrückt
2 unbehandelte Orangen
1 kleine Schalotte
200 g Aloe-vera-Frischblattfilet

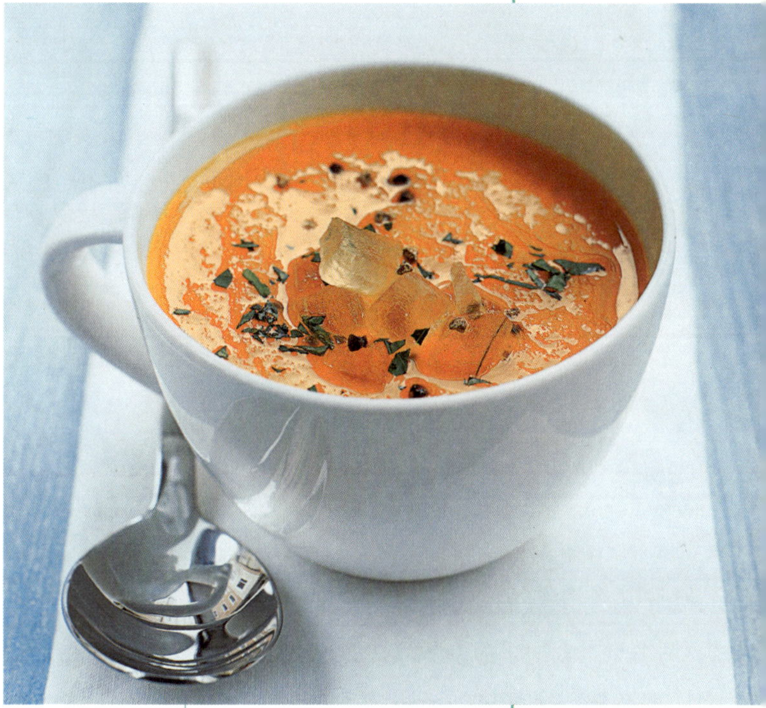

Rotes Harissa verleiht dieser Möhren-Kardamom-Suppe eine feurige Würze.

Zubereitung

1. Möhren schälen, in dünne Scheiben schneiden und in einen Topf geben. Gemüsebrühe angießen und zum Kochen bringen, dann sieden lassen. Salz, Harissa und den Großteil der Kardamomsamen unterrrühren.
2. Orangen auspressen und den Saft zur Suppe geben. Etwa 1/2 Teelöffel Orangenschale abreiben. Schalotte abziehen und vierteln. Nach 10 bis 15 Minuten, wenn die Möhren weich sind, Suppe mit der Orangenschale und der Schalotte in einen Mixer geben und zu einer cremigen Suppe pürieren.
3. Das Aloe-vera-Frischblattfilet klein schneiden, Schleim warm abwaschen und Aloe-Stücke abtropfen lassen. Kurz vor dem Servieren Aloe-Stücke in die Suppe geben. Mit übrigen Kardamomsamen bestreuen und servieren.

Entgegen ihrer ungarischen Glut schmeckt diese Aloe-Bohnen-Suppe auch kalt ganz köstlich. Dazu die fertig gekochte Suppe über Eiswasser abkühlen und im Kühlschrank bis zum Verzehr kalt stellen.

Ungarische Bohnen-Aloe-Suppe

Zutaten für 4 Portionen

100 g getrocknete rote Bohnen
300 g Aloe-vera-Frischblattfilet
200 g Suppengrün
1 rote Paprikaschote, 1 Chilischote
4 Knoblauchzehen
1 l Gemüsebrühe
2 EL Sonnenblumenöl
gemischte Kräuter nach Belieben
Salz

Zubereitung

1. Die Bohnen in reichlich Wasser über Nacht einweichen. Kalt abbrausen und in einem Sieb abtropfen lassen. Einweichwasser wegschütten.
2. Das Aloe-vera-Frischblattfilet würfeln, Schleim warm abwaschen und Aloe-Würfel abtropfen lassen. Suppengrün waschen; Paprika- und Chilischote waschen und putzen, alles in kleine Würfel schneiden. Knoblauch abziehen und fein hacken. Alle Gemüse und Gewürze im Öl kurz anbraten.
3. Gemüsebrühe und Bohnen dazugeben und alles etwa 1 Stunde bei schwacher Hitze kochen.
4. Kurz vor Ende der Kochzeit Aloe-vera-Frischblattfilet und Kräuter dazugeben und die Suppe mit Salz abschmecken.

Gemüse-Aloe-Suppe

Zutaten für 4 Portionen

400 g zarte Lauchstangen
150 g Staudensellerie
50 g Butter, 1,2 l Gemüsebrühe
abgeriebene Schale und Saft von 1/2 unbehandelten Zitrone
1 großes Bund Basilikum
200 g Aloe-vera-Frischblattfilet
6 EL Sahne, Salz, Pfeffer

Zubereitung

1. Lauchstangen und Sellerie waschen, putzen und grob zerkleinern. Die Butter in einem großen Topf erhitzen, Lauch und Sellerie in den Topf geben und zugedeckt 5 bis 10 Minuten bei mittlerer Hitze dünsten.
2. Gemüsebrühe, Zitronenschale und -saft zufügen. Die Suppe 15 Minuten ohne Deckel sanft kochen lassen. Basilikum waschen, Blätter abzupfen und trocknen. Einige Blätter zum Garnieren beiseite legen.
3. Den Topf von der Herdplatte nehmen, Basilikum hineingeben und die Suppe im Mixer cremig pürieren. Für 1 Stunde kühl stellen. Das Aloe-vera-Frischblattfilet klein würfeln, den Schleim warm abwaschen und die Aloe-Würfel abtropfen lassen.
4. Sahne einrühren, Suppe mit Salz und Pfeffer abschmecken und Aloe-vera-Würfel unterrühren. Mit einem Klecks Sahne und Basilikumblättern kalt servieren.

Aloe-Mangold-Minestrone

Zutaten für 4 Portionen

150 g Staudensellerie, 2 Knoblauchzehen
1 Zwiebel, 1 Möhre, 50 g Mangold
2 EL Olivenöl, 1/2 TL getrockneter Oregano
1 l Gemüsebrühe, 200 g Tomaten aus der Dose
1/4 TL Chiliflocken, 125 g Kichererbsen (Dose)
50 g grüne Bohnen, 1 Zucchini, 1 Kartoffel
50 g Spaghetti, 50 tiefgekühlte Erbsen
200 g Aloe-vera-Frischblattfilet

Zubereitung

1. Sellerie waschen und klein schneiden, Knoblauch abziehen und zerdrücken, Zwiebel abziehen und hacken. Möhre waschen und klein würfeln. Mangold waschen, die Blattrippen herausschneiden und die Blätter in Streifen schneiden. Öl in einem Topf erhitzen, Sellerie, Knoblauch, Möhre und Oregano dazugeben und bei mittlerer Hitze 2 bis 3 Minuten anbraten. Mangold dazugeben und 1 Minute weiterdünsten, bis er zusammenfällt.
2. Brühe, Tomaten und Chiliflocken hinzufügen und Suppe zum Kochen bringen. Hitze reduzieren und Suppe 50 bis 60 Minuten sanft kochen lassen.
3. Kichererbsen abtropfen lassen. Bohnen waschen, Stielenden abschneiden und Bohnen fein schneiden. Zucchini waschen und klein schneiden. Kartoffel schälen und würfeln. Spaghetti in 2,5 cm lange Stücke brechen und mit Zucchini, Bohnen, Kartoffeln. Erbsen und Kichererbsen zur Suppe geben. Das Aloe-vera-Frischblattfilet klein würfeln, den Schleim warm abwaschen und die Aloe-Würfel abtropfen lassen.
4. Suppe unter gelegentlichem Rühren 15 Minuten sanft kochen lassen, bis das Gemüse weich ist. Aloe-vera-Würfel unterrühren und Suppe servieren.

Das Ur-Rezept für diese herzhafte Suppe stammt aus Mailand. Heute existieren in Norditalien und Frankreich zahlreiche Varianten. Mischen Sie das Gemüse nach Belieben, schneiden Sie es fein oder grob oder geben Sie – wie in Ligurien üblich – vor dem Servieren noch Pesto dazu. Rühren Sie einen Esslöffel in jede Portion.

Salate

»Er erfrischt, ohne zu schwächen, und stärkt, ohne zu reizen«, meinte Brillat-Savarin einst über den Salat. Kreationen mit Grapefruit, mit Reis oder à la Waldorf: Fast jede Lieblingszutat lässt sich mit Aloe in einem Salat zum knackig-frischen Abendessen oder vitaminreichen Snack kombinieren. Probieren Sie unsere köstlichen Aloe-Variationen doch einfach einmal aus!

Aloe à l'Orange

Zutaten für 4 Portionen

400 g Aloe-vera-Frischblattfilet, 2 Orangen
200 g Chicorée, 100 g Radicchio
100 g saure Sahne, Saft einer 1/2 Zitrone
Salz, Pfeffer, Sojasauce, 1 EL Orangenlikör

Zubereitung

1. Aloe-vera-Frischblattfilet in kleine Stücke schneiden, den Schleim warm abwaschen und Aloe-Stücke gut abtropfen lassen. Die Orangen schälen und klein schneiden. Chicorée und Radicchio waschen, putzen und auf vier Teller verteilen.
2. Aloe und Orangen mit saurer Sahne, Zitronensaft, Salz, Pfeffer, Sojasauce und Orangenlikör vermischen und auf den Salatblättern anrichten.

Salat mit Aloe und Palmherzen

Zutaten für 4 Portionen

200 g Aloe-vera-Frischblattfilet, 1 TL Dijonsenf
1 EL Weißweinessig, 3 EL Olivenöl, Salz, 1 Romana-Salat, 1 Dose Palmherzen (400 g), Pfeffer

Zubereitung

1. Aloe-vera-Frischblattfilet würfeln, den Schleim warm abwaschen und Aloe-Würfel gut abtropfen lassen. Dijonsenf, Essig, Öl und 1 Prise Salz mit dem Schneebesen verrühren.
2. Romana-Salat waschen, putzen, trocknen und klein zupfen. Palmherzen abgießen und in Stücke schneiden. Mit Romana-Salat und Aloe-vera-Würfeln auf vier Tellern verteilen. Mit der Vinaigrette beträufeln, mit Salz und Pfeffer würzen. Servieren.

Dieser Salat ist ebenso köstlich wie dekorativ. Suchen Sie für grünen Salat stets den frischesten und knackigsten aus. Wem der Eigengeschmack von Romana zu mild ist, kann ihn mit Endiviensalat, Brunnenkresse, Batavia-, Frisée- oder Radicchio-Salat mischen. Frische Petersilie, Kerbel oder Estragon könnten eine aparte Ergänzung sein.

Bei diesem Salat können Sie nach Herzenslust variieren. Verwenden Sie am besten Salate der Saison, zum Beispiel Feldsalat und Chicorée im Winter.

Salatbouquet mit Aloe vera

Zutaten für 4 Portionen

4 Portionen gemischte Blattsalate der Saison
600 g Aloe-vera-Frischblattfilet
2 Grapefruits
frische Kräuter (z. B. Petersilie)
8 EL Olivenöl
2–3 EL heller Aceto balsamico
2 TL Dijonsenf
Salz
Pfeffer

Zubereitung

1. Die Blattsalate waschen, putzen, trocknen und auf vier Tellern anrichten. Aloe-vera-Frischblattfilet in Stücke schneiden, den Schleim warm abwaschen und die Aloe-Stücke sehr gut abtropfen lassen.
2. Die Grapefruits schälen und mit einem scharfen Messer filetieren (weiße Haut möglichst ganz entfernen). Grapefruitfilets in kleine Stücke schneiden. Das Aloe-vera-Frischblattfilet und die Grapefruitstücke auf den Salatblättern verteilen.
3. Kräuter waschen, trocknen und fein hacken. Aus Öl, Essig, Senf, Salz, Pfeffer und Kräutern eine Vinaigrette rühren und über den Salat gießen. Sofort servieren.

Rucolasalat mit Aloe und Erdbeeren

Zutaten für 4 Portionen

250 g Erdbeeren
100 g Aloe-vera-Frischblattfilet
2 EL dunkler Aceto balsamico
2 Bund Rucola
2 EL Olivenöl
Salz
Pfeffer
4 EL geröstete Walnusskerne

Zubereitung

1. Erdbeeren putzen und vierteln. Aloe-vera-Frischblattfilet würfeln, den Schleim warm abwaschen und Aloe-Würfel sehr gut abtropfen lassen.
2. In einer großen Schüssel die Erdbeeren und Aloe-Würfel mit 1 Esslöffel Aceto balsamico mischen und 5 bis 10 Minuten ziehen lassen. Rucola waschen und trocknen, nach Bedarf klein schneiden.
3. In einer kleinen Schüssel 1 Esslöffel Aceto balsamico mit Olivenöl, Salz und Pfeffer vermischen.
4. Rucola zur Erdbeer-Aloe-Mischung geben, mit der Vinaigrette anmachen und mit gerösteten Walnusskernen bestreuen.

Papaya-Avocado-Salat mit Aloe

Zutaten für 4 Portionen

2 Papayas
1 Avocado
1 EL Zitronensaft
150 g Aloe-vera-Frischblattfilet
2 kleine Köpfe Eissalat
2 EL Grapefruitsaft
1 EL Olivenöl
1 EL Weißweinessig
Salz
Pfeffer

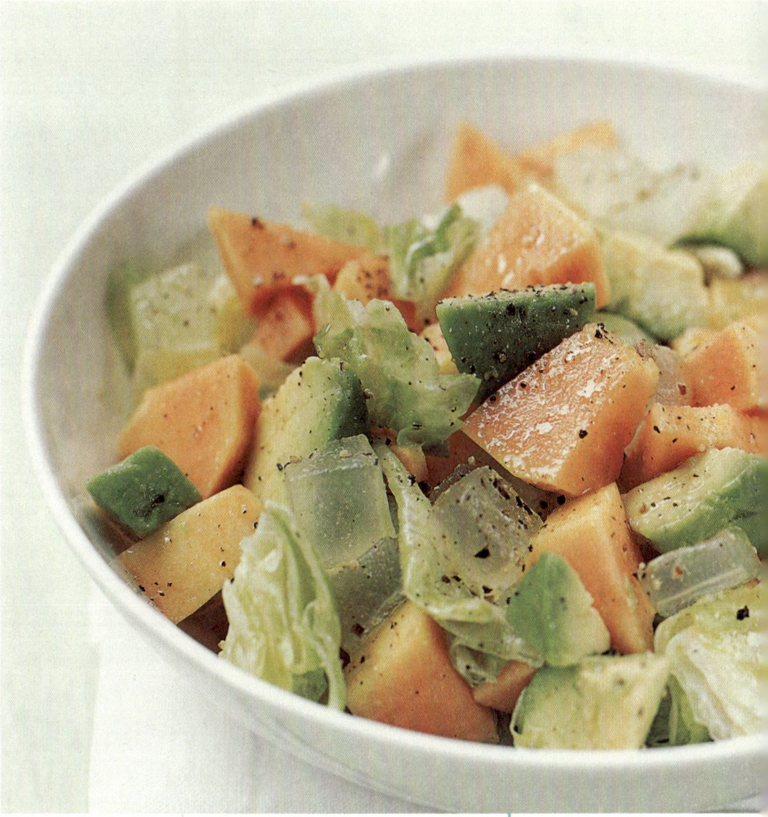

Zubereitung

1. Papayas und Avocado schälen und in dünne Schnitze schneiden. Avocado sofort mit Zitronensaft beträufeln. Aloe-vera-Frischblattfilet würfeln, den Schleim warm abwaschen und Aloe-Würfel gut abtropfen lassen. Eissalat waschen, trocknen und in Stücke zupfen.
2. Eissalat mit Avocado, Papaya und Aloe-Würfeln in eine große Schüssel geben. Mit Grapefruitsaft, Olivenöl und Essig beträufeln, mit Salz und Pfeffer abschmecken, vorsichtig vermischen und sofort servieren.

Papaya, Avocado und Aloe – drei Schönmacher in einem erfrischenden Salat.

Waldorfsalat wird schnell braun. Daher Sellerie und Äpfel – besonders geeignet ist Boskop – sofort mit Zitronensaft beträufeln. Wer will, kann halbierte grüne und blaue kernlose Trauben zum Salat geben.

Waldorfsalat mit Aloe

Zutaten für 4 Portionen

2 kleine Sellerieknollen
Saft von 2 Zitronen
2 Birnen
2 Äpfel (z. B. Boskop)
1 Bund glatte Petersilie
2 EL Honig
4 EL gehackte Walnusskerne und
2 ganze Walnüsse
50 ml Aloe-vera-Saft
abgeriebene Schale von
1 unbehandelten Zitrone
160 g Sahne

Zubereitung

1. Sellerie schälen, fein raspeln und sofort mit Zitronensaft beträufeln. Birnen und Äpfel waschen, putzen und in kleine Stücke schneiden. Obststücke sofort unter die Sellerieraspel mischen.
2. Die Petersilie waschen, trocknen und sehr fein hacken. Honig mit gehackten Walnusskernen, Petersilie, Aloe-vera-Saft, Zitronenschale und Sahne vermischen. Dieses Dressing über den Salat geben. Alles vermengen und auf vier Tellern anrichten.
3. Walnüsse vorsichtig knacken und je eine Hälfte als Verzierung auf den Salat geben.

Fenchel-Orangen-Aloe-Salat

Zutaten für 4 Portionen

150 g Aloe-vera-Frischblattfilet
2 mittelgroße Fenchelknollen
2 EL schwarze Oliven ohne Kern
5 mittelgroße Orangen
1 Bund Petersilie
1 TL Olivenöl
Salz
Pfeffer

Zubereitung

1. Aloe-vera-Frischblattfilet würfeln, den Schleim warm abwaschen und Aloe-Würfel sehr gut abtropfen lassen. Fenchel putzen, vierteln, Strunk entfernen und die Blätter in dünne Scheiben schneiden. Oliven in kleine Stücke schneiden.
2. Orangen schälen und filetieren, dabei die weiße Haut komplett entfernen. Saft auffangen und mit den Orangenscheiben in eine große Schüssel geben. Petersilie waschen, abtrocknen und klein schneiden.
3. Fenchel, Aloe-Würfel, Petersilie, Oliven und Öl zugeben. Mit Salz und Pfeffer abschmecken. Vorsichtig vermengen und sofort servieren.

Curry-Reissalat mit Trauben

Zutaten für 4 Portionen

200 g Langkorn-Naturreis
2 EL Olivenöl
1 EL Currypulver
Salz
Pfeffer
50 ml Limettensaft
200 g Aloe-vera-Frischblattfilet
250 g kernlose rote Trauben
4 EL frische Minzeblätter
2 EL geröstete Cashewkerne

Zubereitung

1. Reis waschen, bis das Wasser klar ist. In einer mittelgroßen Pfanne 1 Esslöffel Olivenöl erhitzen. Currypulver hineingeben und 30 Sekunden rösten. Reis, 500 ml Wasser, 1 Teelöffel Salz und 1/4 Teelöffel Pfeffer zugeben.
2. Einmal aufkochen lassen, Hitze reduzieren. Zudecken und etwa 50 Minuten sanft kochen, bis der Reis gar ist und die Flüssigkeit aufgenommen hat. Bei Bedarf noch mehr Wasser dazugeben.
3. Reis mit einer Gabel auflockern und in eine flache Schale geben. Limettensaft mit 1 Esslöffel Olivenöl unter den Reis rühren, mit Salz und Pfeffer würzen. Den Salat etwa 1 Stunde kühl stellen.
4. Aloe-vera-Frischblattfilet würfeln, den Schleim warm abwaschen und die Aloe-Würfel gut abtropfen lassen. Trauben waschen und halbieren. Minze waschen, trocknen und klein schneiden. Cashewkerne hacken. Alles zusammen mit den Aloe-Würfeln unter den Reis heben.

Wer's gern mit Fleisch mag, kann diesen vegetarischen Curry-Reissalat mit Trauben auch abändern. Braten Sie dazu 250 g Hähnchenbrustfilet auf beiden Seiten braun an und schneiden es in schräge Streifen. Zum Salat geben. Die kernlosen Trauben können beispielsweise durch frische Mangowürfel oder Spargelspitzen aus dem Glas ersetzt werden.

Hauptspeisen

Ob mit oder ohne Fleisch – diese Aloe-Rezepte machen glücklich! Ob Sie sich für Wok-Gemüse, Lachsfilet, Nudeln aus aller Welt, ein Gratin oder ein Fleischgericht entscheiden: Sie werden nichts auf Ihrem Teller vermissen. Wegen ihrer einfachen Zubereitung eignen sich die Rezepte für alle Gelegenheiten. Und eine Fülle gesunder Zutaten macht sie besonders köstlich.

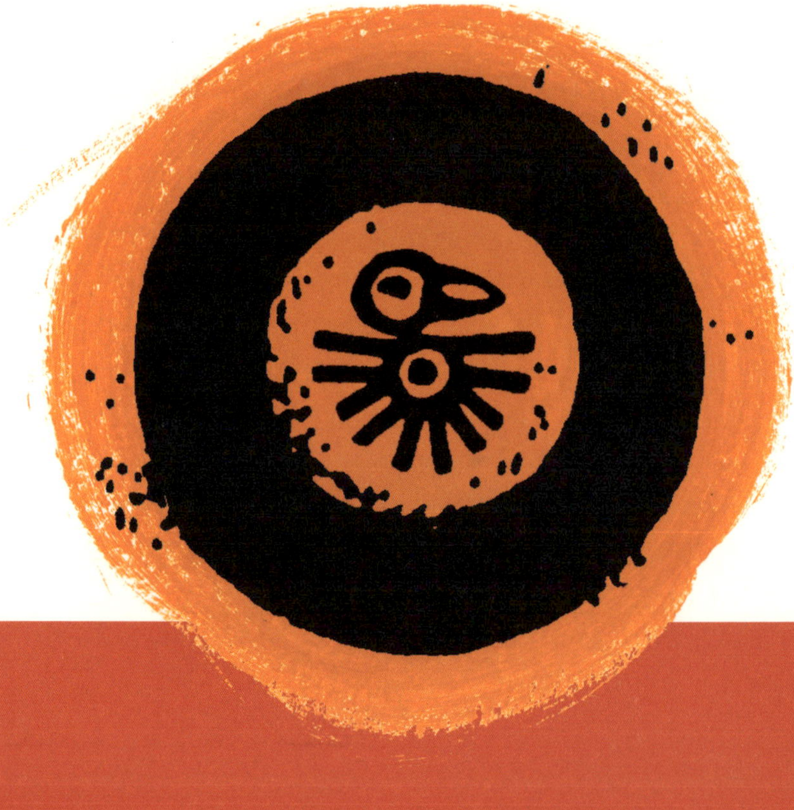

Aloe-Jambalaya

Zutaten für 4 Portionen

150 g Staudensellerie, 1 grüne Paprikaschote
1 Zwiebel, 2 Knoblauchzehen
3 TL Sonnenblumen- oder Olivenöl
1 großes Lorbeerblatt, 2 Zweige frischer Thymian
1 l Gemüsebrühe
150 g Okraschoten, 150 g Kürbis
425 g gehackte Tomaten aus der Dose
10 g Babymais aus der Dose
250 g Arborio-Reis
Salz, Pfeffer, 1 Prise Cayennepfeffer
425 g Kidneybohnen aus der Dose
2 EL frische Petersilie
250 g Aloe-vera-Frischblattfilet

Zubereitung

1. Sellerie und Paprika waschen und putzen. Sellerie in dünne Scheiben, Paprika in Würfel schneiden. Zwiebel und Knoblauch abziehen, Zwiebel hacken und Knoblauch zerdrücken. Alles im Öl 5 Minuten anbraten. Lorbeerblatt und Thymian hinzufügen und 2 Minuten braten. Mit der Brühe aufgießen, gut umrühren und aufkochen.
2. Okraschoten putzen. Kürbis schälen und würfeln. Zusammen mit Tomaten und Mais in den Topf geben, Hitze reduzieren und 5 Minuten sanft kochen lassen, dann den Reis einrühren.
3. Mit Salz, Pfeffer und Cayennepfeffer abschmecken. Kurz aufkochen, Hitze reduzieren und alles 20 Minuten bei schwacher Hitze sieden lassen, gelegentlich umrühren. Aloe-vera-Frischblattfilet in Würfel schneiden, den Schleim warm abwaschen und Aloe-Würfel abtropfen lassen.
4. Bohnen waschen und abtropfen lassen. Bohnen und Petersilie einrühren und 5 Minuten kochen lassen. Wenn der Reis gar ist, abschmecken, Aloe-Würfel unterheben und servieren.

Jambalaya ist der Name von Reisgerichten, die typisch für die Küche der Cajun oder Kreolen in Louisiana sind. Angeblich handelt es sich dabei um eine Kombination der Worte jambon (französisch für Schinken), à la (französisch für »nach Art von«) und ya-ya (Westafrikanisch für Reis).

Ratatouille ist der klassische Gemüseeintopf. Ebenso wie zu Ratatouille können Sie Aloe vera in Würfeln auch zu anderen Gemüsegerichten geben.

Ratatouille »Aloase«

Zutaten für 4 Portionen

1 Zwiebel
4 Knoblauchzehen
4 EL Olivenöl
1/2 EL Tomatenmark
650 g stückige Tomaten aus der Dose
1/2 TL Zucker
1 Bouquet garni (Sellerie, Lauch, Rosmarin, Thymian, 1/2 Lorbeerblatt, Oregano, Basilikum)
1 große Aubergine
4–6 EL Pflanzenöl
2 rote Paprikaschoten
1 grüne Paprikaschote
350 g Zucchini
300 g Aloe-vera-Frischblattfilet
12 Basilikumblätter
Salz, Pfeffer

Zubereitung

1. Die Zwiebel abziehen und fein hacken, den Knoblauch abziehen und zerdrücken. Zwiebel und die Hälfte des Knoblauchs in 2 Esslöffeln Olivenöl 5 Minuten dünsten. Das Tomatenmark einrühren und 2 bis 3 Minuten erwärmen. Die Tomaten und den Zucker einrühren, das Bouquet garni hineinlegen und alles 10 bis 15 Minuten unter Rühren kochen, bis die Sauce etwas eindickt.
2. Aubergine waschen, putzen und würfeln. 4 Esslöffel Pflanzenöl erhitzen und Aubergine unter gelegentlichem Rühren in 5 bis 8 Minuten braten. Bei Bedarf etwas Öl hinzufügen. Aubergine herausnehmen und auf Küchenpapier entfetten.
3. Die Paprikaschoten halbieren, putzen und in kleine Stücke schneiden. Im Öl in der Pfanne 8 bis 10 Minuten unter Rühren garen. Herausnehmen und auf Küchenpapier entfetten. Zucchini waschen, würfeln und 2 Minuten im Öl braten, bis sie weich sind. Entfetten. Aloe-vera-Frischblattfilet würfeln, den Schleim warm abwaschen und Aloe-Würfel abtropfen lassen.
4. Backofen auf 190 °C vorheizen. Gemüse, Tomatensauce (mit dem Bouquet garni) und Aloe-Würfel vermischen. Salzen, pfeffern und in eine Form geben. Zugedeckt 10 bis 15 Minuten im Ofen backen.
5. Basilikumblätter waschen und fein hacken. 2 Esslöffel Olivenöl mit dem übrigen Knoblauch und Basilikum kurz erhitzen. Ratatouille aus dem Ofen nehmen, Bouquet garni entfernen und Knoblauch-Basilikum-Öl einrühren. Mit Baguette servieren.

Aloe-Wok-Gemüse

Zutaten für 4 Portionen

300 g Brokkoli, 1 Maiskolben
1 Stück frischer Ingwer (ca. 2,5 cm)
50 g Butter, 2 EL Sesamöl
1 Knoblauchzehe, 1/4 TL Kurkuma
150 g Aloe-vera-Frischblattfilet
2 Stängel Zitronengras, 2 grüne Chilischoten
75 g Zuckererbsen
50 g Sojabohnensprossen
2 Möhren, 2 Frühlingszwiebeln
75 g Austern- oder Shiitakepilze
400 ml Kokosmilch
Salz, Pfeffer, frischer Koriander zum Garnieren

Zubereitung

1. Brokkoli putzen und in Röschen teilen. Mais in acht Stücke schneiden. Gemüse jeweils 5 Minuten in separaten Töpfen blanchieren. Abtropfen lassen und beiseite stellen.
2. Ingwer schälen und fein hacken. Butter und Sesamöl im Wok erhitzen. Knoblauch abziehen, zerdrücken und mit Ingwer und Kurkuma ins heiße Fett geben. 30 Sekunden anbraten, damit sich die Aromen mit dem Öl vermischen.
3. Aloe-vera-Frischblattfilet würfeln, den Schleim warm abwaschen und die Aloe-Würfel abtropfen lassen.
4. Zitronengras fein hacken. Chili waschen, putzen, entkernen und hacken. Zuckererbsen und Sojabohnensprossen waschen und abtropfen lassen. Möhren schälen und in Scheiben schneiden. Frühlingszwiebeln putzen und klein schneiden. Pilze putzen und vierteln. Alles in den Wok geben und 4 bis 5 Minuten unter Rühren braten, bis das Gemüse fast gar ist. Kokosmilch und Aloe-vera-Würfel dazugeben.
5. Alle Zutaten gut vermengen und 2 Minuten kochen lassen. Mit Salz und Pfeffer abschmecken und mit Koriander garnieren.

Typisch asiatische Zutaten wie Zitronengras oder frischen Koriander erhalten Sie in Asienläden sowie in gut sortierten Lebensmittelabteilungen von Kaufhäusern. Statt eines ganzen Maiskolbens können Sie auch Maiskörner (aus der Dose) verwenden.

Tagliatelle mit Zitrone und Aloe

Zutaten für 4 Portionen

200 g Aloe-vera-Frischblattfilet, 1 unbehandelte Zitrone, 4 Schalotten, Salz, Pfeffer, 1 EL Paprikapulver, 6 EL Olivenöl, 3 Stängel glatte Petersilie, 400 g Tagliatelle

Zubereitung

1. Aloe-vera-Frischblattfilet würfeln, Schleim warm abwaschen und Aloe-Würfel abtropfen lassen. Die Zitrone waschen, die Schale sehr dünn abschneiden und den Saft auspressen. Die Schalotten abziehen und fein hacken.
2. Schalotten, Zitronenschale und -saft in einen kleinen Topf geben und bei mittlerer Hitze erwärmen. Mit Salz und Pfeffer abschmecken, Paprikapulver und Olivenöl dazugeben. Die Sauce nochmals erhitzen, ohne dass sie kocht. Petersilie waschen, trocknen und klein schneiden.
3. In einem großen Topf reichlich Salzwasser für die Nudeln zum Kochen bringen. Die Tagliatelle in 10 Minuten al dente kochen. Aloe-Würfel kurz vor Ende der Garzeit unter die Sauce mischen. Nudeln abtropfen lassen und sofort mit der Sauce vermischen. Mit Petersilie bestreuen und servieren.

Auch mit den meisten Nudelgerichten harmoniert die Aloe hervorragend.

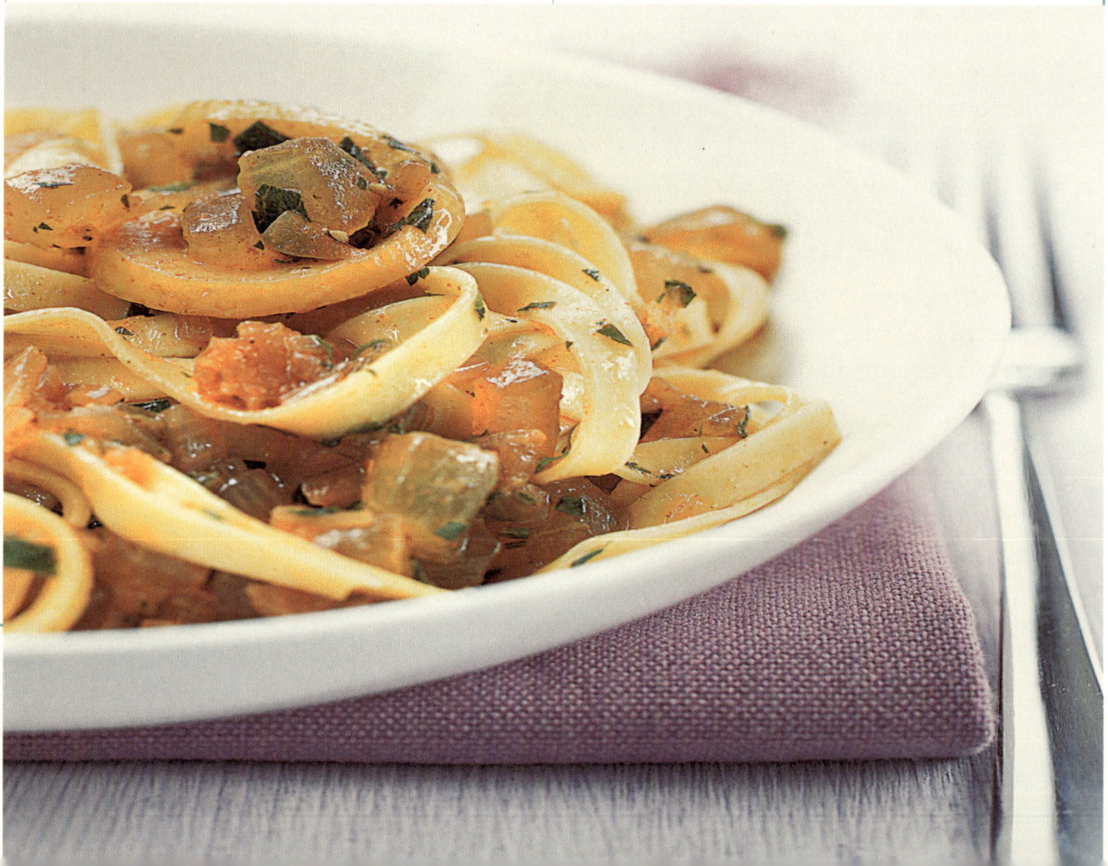

Penne mit Aloe-Rucola-Pesto

Zutaten für 4 Portionen

1 kleine unbehandelte Orange
150 g Rucola
1/2 Bund Basilikum
200 g Aloe-vera-Frischblattfilet
50 g ungesalzene Pistazienkerne
500 g Penne
1 kleiner Zucchino
2 Knoblauchzehen
75 g frisch geriebener Parmesan
8 EL Olivenöl
Salz
Pfeffer

Zubereitung

1. Orange heiß abspülen und trocknen, etwa 1/2 Teelöffel Schale abreiben. Orange halbieren, Hälften auspressen. Rucola verlesen, grobe Stiele aussortieren; Blätter waschen und gut trocknen. Basilikum waschen, Blättchen von den Stängeln zupfen und trocknen. Aloe-vera-Frischblattfilet warm abwaschen und abtropfen lassen. Zusammen mit Rucola, Basilikum und Pistazien fein hacken.
2. Reichlich Salzwasser aufsetzen und die Penne nach Packungsanweisung al dente kochen. Inzwischen Zucchino waschen, putzen und in sehr kleine Würfel schneiden. Knoblauch abziehen und durch die Presse zu den Zucchiniwürfeln geben. Parmesan, Orangenschale, -saft und Olivenöl dazugeben und alles zu einer sämigen Paste verrühren. Mit Salz und frisch gemahlenem Pfeffer abschmecken.
3. Die Penne abgießen, abtropfen lassen und mit dem Pesto servieren.

Anstelle der Penne können Sie auch andere Nudelsorten verwenden. Achten Sie in jedem Fall darauf, dass die Nudelform optisch mit den Aloe-vera-Würfeln harmoniert.

Verwenden Sie für dieses asiatische Rezept am besten auch ein passendes Öl, wie zum Beispiel Erdnuss- oder helles Sesamöl.

Glasierter Tofu mit Möhren

Zutaten für 4 Portionen

300 g Aloe-vera-Frischblattfilet
2 EL Pflanzenöl
3 EL Sojasauce
1 TL Salz
750 g Möhren
750 g extra fester Tofu
4 Schalotten
1–3 EL Reisessig
1–2 TL dunkles Sesamöl

Zubereitung

1. Aloe-vera-Frischblattfilet würfeln, den Schleim warm abwaschen und Aloe-Würfel abtropfen lassen. Backofengrill einschalten. In einer großen Schüssel Pflanzenöl, Sojasauce und Salz verrühren. Möhren putzen, schälen und in 5 cm lange Stücke schneiden. In die Marinade geben und gut vermischen. Mit einem Schaumlöffel in eine große feuerfeste Auflaufform füllen.
2. Tofu abtropfen lassen und in 32 gleich große Stücke schneiden. Portionsweise in die Marinade geben, danach in die Auflaufform heben. Übrige Marinade in der Schüssel lassen.
3. Auflaufform etwa 10 cm unterhalb der Hitzequelle in den Ofen stellen. Gemüse und Tofu 30 bis 35 Minuten grillen, bis die Möhren zart sind und der Tofu gebräunt ist. Immer wieder wenden.
4. Schalotten abziehen und in feine Ringe schneiden. Grillgut und Aloe-Würfel in die Marinade geben. Schalotten, Reisessig und Sesamöl dazugeben und vorsichtig mischen.

Sesamnudeln mit Aloe

Zutaten für 4 Portionen

500 g japanische Somen-Nudeln (oder chinesische Reisnudeln)
Salz
250 g Zuckerschoten
1 rote Paprikaschote
200 g Aloe-vera-Frischblattfilet
2 Knoblauchzehen
4 EL weiche Erdnussbutter
1 Jalapeño-Chilischote (ohne Kerne)
50 ml Sojasauce
50 ml Reisessig
2 EL Sesamöl

Zubereitung

1. Nudeln in Salzwasser nach Packungsanweisung al dente kochen. Abgießen und kalt abschrecken.
2. Zuckerschoten waschen, putzen und 3 bis 5 Minuten blanchieren. Paprikaschote waschen, putzen und in dünne Streifen schneiden. Aloe-vera-Frischblattfilet wür-

feln, den Schleim abwaschen und Aloe-Würfel abtropfen lassen. Alles in einer Schüssel mit den Nudeln vermischen. Knoblauch abziehen.

3. Im Mixer Erdnussbutter, Knoblauch, Chilischote, Sojasauce, Reisessig, 75 ml warmes Wasser, Sesamöl und 1/4 Teelöffel Salz mixen. Dressing mit den Gemüsenudeln vermischen. Gekühlt oder bei Zimmertemperatur servieren.

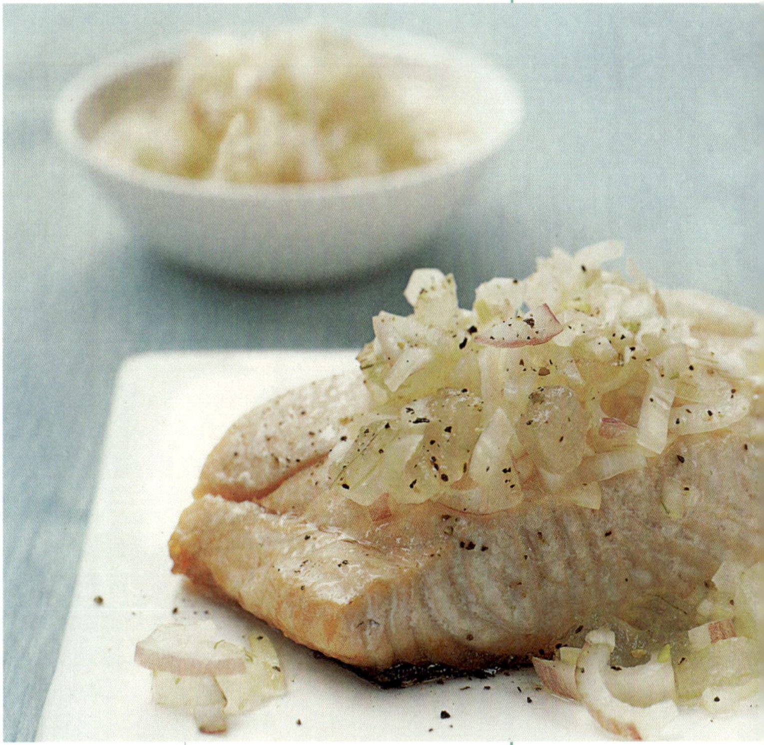

Lachs mit Aloe-Schalotten-Relish

Zutaten für 4 Portionen

1 Zwiebel
4 Schalotten
4 Lachsfilets à 200 g
3 TL Sonnenblumenöl
Salz, Pfeffer
1 1/2 TL Zucker
1 EL Weißweinessig
150 g Aloe-vera-Frischblattfilet

Zubereitung

1. Backofengrill anheizen. Zwiebel und Schalotten abziehen und fein hacken, 20 Minuten in Eiswasser einweichen.

2. Lachsfilets auf beiden Seiten ölen, mit 1/2 Teelöffel Salz und 1/4 Teelöffel Pfeffer würzen. Mit der Hautseite nach unten im Ofen 8 Minuten grillen.

3. Inzwischen Aloe-vera-Frischblattfilet würfeln, den Schleim warm abwaschen und Aloe-Würfel abtropfen lassen. Zwiebel und Schalotten abtropfen lassen, restliches Wasser mit Küchenpapier auspressen. Aloe-Würfel, Zucker, Essig und je 1 Prise Salz und Pfeffer unterheben. Lachs mit dem Relish servieren.

Das Aloe-Schalotten-Relish passt auch zu hellem Fleisch.

Zur Herstellung von Gnocchi ist es sehr wichtig, mehlige bzw. mehlig kochende Kartoffeln zu verwenden – damit der Teig beim Kochen nicht zerfällt.

Kräuter-Aloe-Gnocchi

Zutaten für 4 Portionen

1 kg mehlige Kartoffeln
2 Eier, Salz, 200–250 g Mehl
300 g Aloe-vera-Frischblattfilet
2–3 Stängel Basilikum
30 g Butter, 150 g Gorgonzola
125 g Sahne

Zubereitung

1. Kartoffeln mit Schale in 30 bis 40 Minuten weich kochen, abgießen und sofort schälen. Warm durch eine Kartoffelpresse drücken. Mit Eiern, Salz und Mehl zu einem glatten Teig verarbeiten. Teig in faustgroße Stücke teilen, daumendick ausrollen und in etwa 1,5 cm kleine Stücke schneiden.
2. Salzwasser zum Kochen bringen, Gnocchi hineingeben. Sobald sie nach oben steigen, mit einem Schaumlöffel herausnehmen, kurz abtropfen lassen und in eine Auflaufform geben.
3. Aloe-vera-Frischblattfilet abwaschen und abtropfen lassen. Im Mixer zerkleinern. Basilikum waschen, trocknen und hacken. Den Backofen auf 220 °C vorheizen. Butter, Gorgonzola, Aloe vera und Sahne in einem Topf unter Rühren erwärmen, bis der Käse geschmolzen ist. Basilikum untermischen. Die Aloe-Sauce über die Gnocchi geben. Im Backofen 15 Minuten gratinieren, bis die Sauce golden ist. Dazu schmeckt Tomatensalat.

Kartoffelgratin mit Aloe

Zutaten für 4 Portionen

300 g Aloe-vera-Frischblattfilet
600 g mehlige Kartoffeln
1 Zwiebel
Salz
Pfeffer
Muskatnuss
50 g geriebener Käse
125 g Sahne
250 ml Vollmilch
50 g Butter + Butter für die Form

Zubereitung

1. Aloe-vera-Frischblattfilet in feine Scheiben schneiden, den Schleim warm abwaschen und Aloe-Scheiben abtropfen lassen. Kartoffeln und Zwiebel schälen und in feine Scheiben schneiden. Abwechselnd Aloe, Kartoffeln und Zwiebeln in eine gefettete Auflaufform schichten. Jede Schicht mit Salz, Pfeffer und Muskatnuss würzen und mit geriebenem Käse bestreuen.
2. Sahne und Milch vermischen und darüber geben. Backofen auf 180 °C vorheizen. Auflauf mit Folie abdecken und im Backofen 45 Minuten garen.
3. Die Folie abnehmen, Gratin mit Butterflocken bedecken und bei 220 °C weitere 15 Minuten überbacken.

Kalbsschnitzel auf Aloe-Pilz-Kräutern

Zutaten für 4 Portionen

250 g Aloe-vera-Frischblattfilet
2 Schalotten, 250 g Champignons
3 EL Thymian
Estragon, Petersilie
45 g Butter
4 Kalbsschnitzel à 180 g
140 ml Brühe, 30 ml Sherry
180 ml Milch
Salz, Pfeffer
1 EL Zitronensaft

Zubereitung

1. Aloe-vera-Frischblattfilet in Würfel schneiden, den Schleim warm abwaschen, Aloe-Würfel abtropfen lassen. Schalotten abziehen und fein würfeln. Champignons putzen und halbieren. Kräuter waschen, trocknen und fein hacken. Butter in einer Pfanne schmelzen. Sobald sie schäumt, Kalbsschnitzel zugeben und auf jeder Seite 2 bis 3 Minuten anbraten.
2. Fleisch aus der Pfanne nehmen. Pilze und Schalotten zugeben und unter Rühren 2 Minuten dünsten. Kräuter, Brühe und Sherry zugeben. Gut umrühren und zum Kochen bringen. Fleisch in die Pfanne geben, zugedeckt bei schwacher Hitze 10 bis 15 Minuten garen. Alles auf eine Servierplatte geben und warm halten.
3. Milch in die Pfanne geben, salzen und pfeffern und unter Rühren 5 Minuten kochen lassen, bis sie einkocht. Zitronensaft und Aloe zugeben, 3 Minuten ziehen lassen. Sauce und Aloe vor dem Servieren über die Kalbsschnitzel geben.

Aloe vera passt zu fast allen Pilzsorten. Sie können sie beispielsweise auch mit Austernpilzen oder Pfifferlingen zubereiten.

Tunesischer Rindfleisch-topf

Okraschoten und frischen Koriander bekommen Sie in orientalischen Gemüseläden.

Zutaten für 4 Portionen

900 g Rumpsteak
60 ml Olivenöl
2 Zwiebeln
4 Knoblauchzehen
1 EL Kreuzkümmel
2 TL Paprikapulver
675 g stückige Tomaten aus der Dose
450 ml Gemüsebrühe
1 Lorbeerblatt
1 EL frischer Koriander
400 g Aloe-vera-Frischblattfilet
Salz
Pfeffer
120 g Okraschoten

Zubereitung

1. Steak in 5 cm große Würfel schneiden, Öl in einer Pfanne erhitzen. Fleisch portionsweise zugeben und rasch von allen Seiten braun anbraten, pro Portion etwa 6 Minuten. Zwiebeln abziehen und in Scheiben schneiden. Knoblauch abziehen und klein schneiden.
2. Fleisch aus der Pfanne nehmen. Zwiebel hineingeben und hellbraun dünsten. Kreuzkümmel, Paprikapulver und Knoblauch zugeben und 2 Minuten anbraten. Tomaten, Brühe, Lorbeerblatt, Koriander, Salz, Pfeffer und Fleischwürfel zugeben und zum Kochen bringen. Zugedeckt etwa 2 Stunden sanft kochen lassen, dabei gelegentlich umrühren.
3. Aloe-vera-Frischblattfilet in Würfel schneiden, den Schleim warm abwaschen und Aloe-Würfel abtropfen lassen. Okraschoten waschen, putzen und klein schneiden. Aloe und Okra 15 Minuten vor Ende der Kochzeit zugeben und 15 Minuten mitgaren.
4. Lorbeerblatt herausnehmen und Eintopf mit Reis oder Couscous servieren.

Lammfilet mit Aloe-Fenchel

Zutaten für 4 Portionen

650 g Lammfilet
3 Schalotten
60 g Butter
2 EL Mehl
350 ml Brühe
abgeriebene Schale und Saft von
1 unbehandelten Orange
2 EL Fenchelgrün
1 Lorbeerblatt
Salz
Pfeffer
150 g Aloe-vera-Frischblattfilet

Zubereitung

1. Lammfilet in 1 cm dünne Scheiben schneiden. Schalotten abziehen und fein würfeln.
2. Butter in der Pfanne schmelzen und Fleischscheiben rasch auf beiden Seiten braun anbraten. Aus der Pfanne nehmen und warm halten. Hitze reduzieren, Schalotten im Fett glasig dünsten und herausnehmen. Mehl in die Pfanne geben und unter Rühren bräunen, Brühe, Orangenschale und -saft zugeben. Umrühren und zum Kochen bringen. Das Fenchelgrün waschen, trocknen und fein hacken. Fenchelgrün, Fleisch, Schalotten, Lorbeerblatt, Salz und Pfeffer in die Pfanne geben und zugedeckt 40 Minuten sanft kochen, bis das Fleisch gar ist.
4. Aloe-vera-Frischblattfilet in Würfel schneiden, den Schleim warm abwaschen und Aloe-Würfel abtropfen lassen. 5 Minuten in der Pfanne mitkochen. Lorbeerblatt entfernen. Lammfilet mit Reis servieren.

Der Fenchel dient bei diesem Rezept hauptsächlich dem Aroma. Wer will, kann auch eine ganze Fenchelknolle, geputzt und in feine Scheiben geschnitten, etwa 5 Minuten in der Pfanne mitgaren.

Nachspeisen

Mit dem passenden Dessert wird jedes Hauptgericht perfekt abgerundet, doch es müssen ja nicht unbedingt süße Sünden sein. Hier finden Sie Nachspeisen für Eismäuler, Früchteliebhaber und stille Genießer. Wenn Sie sich absolut nicht zwischen der Tahiti-Aloe oder dem leichten Obstsalat entscheiden können, probieren Sie einfach beides und verschieben das Hauptgericht aufs nächste Mal.

Frittierte Aloe vera à la Tahiti

Zutaten für 6 Portionen

300 g Aloe-vera-Frischblattfilet
2 Bananen
100 g Mehl
1 1/2 TL Backpulver
1 1/4 TL Salz
1 Ei
3 EL Zucker
120 ml Milch
1 EL geschmolzene Butter
Öl zum Frittieren
1 TL Zimtzucker oder 50 g Honig

Zubereitung

1. Aloe-vera-Frischblattfilet in Stücke schneiden, den Schleim warm abwaschen und Aloe gut abtropfen lassen. Bananen schälen und in 4 cm lange Stücke schneiden. Mehl, Backpulver und Salz vermischen. In einer Schüssel Ei, Zucker, Milch und Butter mischen, die trockenen Zutaten dazugeben und alles zu einem Teig verrühren.
2. 5 cm hoch Öl in eine hohe Pfanne gießen und auf 180 °C erhitzen. Die Aloe-vera-Stücke und Bananen portionsweise in den Teig tauchen und im heißen Öl in 3 bis 5 Minuten goldbraun backen. Dabei einmal wenden.
3. Die fertigen Stücke auf Küchenpapier entfetten und im Backofen bei 50 °C warm halten, während die restlichen Aloe-vera-Stücke und Bananen frittiert werden.
4. Mit Zimtzucker bestreuen oder mit Honig beträufeln und heiß servieren.

Zum Frittieren in Kombination mit Aloe vera bieten sich natürlich nicht nur Bananen an. Variieren Sie dieses Rezept mit Apfel, Ananas oder Mango.

Ein Obstsalat lädt zu individuellen Nuancen ein – mischen Sie Ihre Lieblingsobstsorten und achten Sie auch auf die farbliche Stimmigkeit.

Aloe-vera-Obstsalat

Zutaten für 4 Portionen

300 g Aloe-vera-Frischblattfilet
200 g Ananas
1 Orange
250 g Honigmelone
1 Banane
1 Pfirsich
2 Passionsfrüchte
50 g Blütenhonig
1 EL Orangenlikör (nach Belieben)
50 g Walnusskerne
Schlagsahne zum Servieren

Zubereitung

1. Aloe-vera-Frischblattfilet in Stücke schneiden, den Schleim warm abwaschen und Aloe-Stücke gut abtropfen lassen. Ananas, Orange, Melone und Banane schälen und in gleich große Stücke schneiden. Pfirsich waschen und achteln. Passionsfrüchte waschen und vierteln.
2. Die Hälfte des Aloe-Filets mit Honig und Orangenlikör im Mixer zu einer Sauce pürieren, den Rest mit den Früchten unter die Sauce mischen. Walnusskerne kurz rösten und über den Fruchtsalat geben. Mit Schlagsahne servieren.

Delikate Aloe-Tofucreme

Zutaten für 4 Portionen

400 g Aloe-vera-Frischblattfilet
300 g Seidentofu
2 EL Orangensaft
2 EL Honig
100 g Sahne
1 EL weißer Rum
100 g Mandelplättchen

Zubereitung

1. Aloe-vera-Frischblattfilet in feine Würfel schneiden, den Schleim warm abwaschen und die Aloe-Würfel sehr gut abtropfen lassen. Tafeln grob zerkleinern. Etwa zwei Drittel der Aloe-Würfel zusammen mit dem Tofu, dem Orangensaft und dem Honig im Mixer zu einer feinen Creme verarbeiten.
2. Die Creme in eine Schüssel geben und mit den übrigen Aloe-vera-Würfeln mischen. Die Sahne steif schlagen, nach Belieben mit Rum verfeinern und vorsichtig unter die Creme heben.
3. Die Mandelplättchen in einer trockenen Pfanne unter ständigem Rühren goldgelb rösten. Die gerösteten Mandelblättchen über die Aloe-Tofucreme streuen. Creme servieren.

Zimtcreme à la cœur mit Erdbeeren

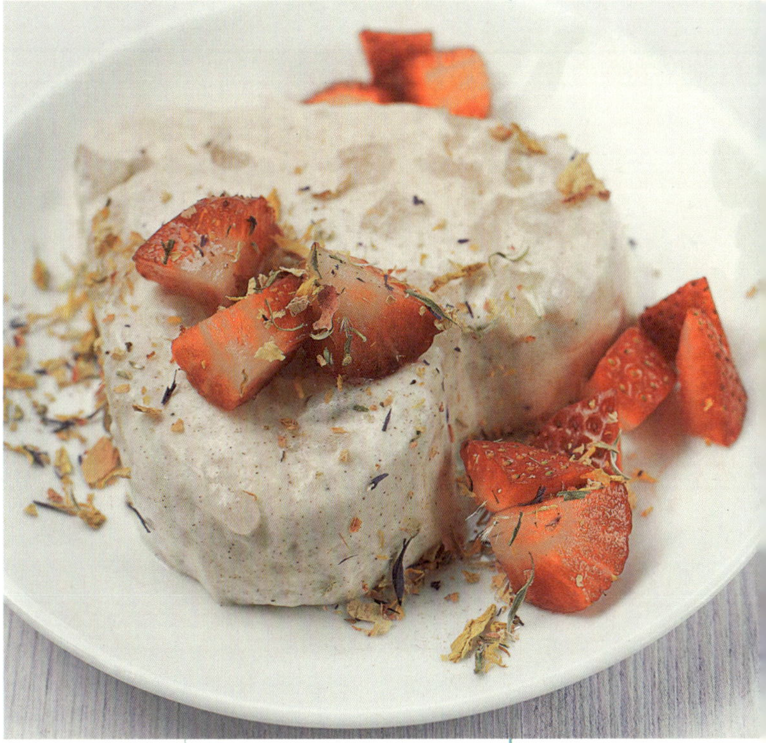

Zutaten für 4–6 Portionen

200 g Aloe-vera-Frischblattfilet
225 g cremiger Frischkäse
400 g Schlagsahne
90 g Puderzucker
2 TL Zimt
200 g Erdbeeren

Zubereitung

1. Aloe-vera-Frischblattfilet in feine Würfel schneiden, den Schleim warm abwaschen und die Aloe-Würfel sehr gut abtropfen lassen. Frischkäse mit dem Schneebesen vom Rührgerät cremig rühren. 60 g Schlagsahne steif schlagen. Puderzucker und Zimt vorsichtig unter die geschlagene Sahne heben. Den cremig gerührten Frischkäse und die Aloe-Würfel ebenfalls unter die Sahne heben.
2. Eine große Herzform oder vier bis sechs kleine Förmchen mit Frischhaltefolie auslegen. Käse-Sahne-Mischung einfüllen, glatt streichen und mit Folie abdecken. Die Zimtcreme mindestens 8 Stunden kühlen.
3. Erdbeeren putzen, vom Stielansatz befreien und im Mixer pürieren. Vor dem Servieren die Folie von der Form entfernen und die Herzform auf einen Teller stürzen. Die kleinen Formen entsprechend auf vier bis sechs Dessertteller stürzen. Erdbeeren pürieren und um das Zimtherz gießen.

Ein Herz aus Aloe und Erdbeeren. Wer kann da widerstehen?

Wenn Sie keine Eismaschine haben, können Sie die Eismasse auch in kleinen Plastikförmchen einfrieren.

Aloe-Joghurt-Eis mit Ananas

Zutaten für 4 Portionen

Für das Joghurt-Eis:
300 g Natur-Joghurt, 300 g Aloe-vera-Joghurt, 140 g Puderzucker
110 g Aloe-Vera-Gel (fertig gekauft), 120 g steif geschlagene Sahne

Für die karamellisierte Ananas:
1 Ananas, 2 EL Butter
80 g Zucker, 2 EL brauner Rum (oder Orangensaft)

Zubereitung

1. Beide Joghurts mit Puderzucker und Aloe-vera-Gel verrühren. Geschlagene Sahne unterheben und die Masse in der Eismaschine nach Anleitung gefrieren.
2. Ananas schälen, Strunk und braune »Augen« entfernen und Ananas in acht Scheiben schneiden. Butter in einer beschichteten Pfanne bei starker Hitze schmelzen.
3. Ananas in eine große Schale geben und rundherum mit Zucker bestreuen. Portionsweise in der heißen Butter 10 bis 15 Minuten dünsten, bis sie goldbraun ist.
4. Früchte herausnehmen. Rum in die Pfanne rühren und kurz erhitzen, über die Ananas träufeln. Eis mit Ananas servieren.

Milchreis mit Ingwer-Zucker

Zutaten für 4 Portionen

200 g Aloe-vera-Frischblattfilet
200 g Milchreis
550 ml Milch
50 g Butter
3–4 EL Zucker
Salz
1 Vanilleschote
1/2 TL Ingwerpulver

Zubereitung

1. Vom Aloe-vera-Frischblattfilet den Schleim warm abwaschen und das Aloe-Filet gut abtropfen lassen. Im Mixer nicht zu fein zerkleinern.
2. Reis mit 250 ml Wasser, Milch, Butter, 1 Esslöffel Zucker und 1 Prise Salz unter Rühren aufkochen. Die Vanilleschote aufschneiden, das Mark herausschaben und zum Reis geben. Etwa 20 Minuten bei schwächster Hitze zugedeckt garen.
3. Das Frischblattfilet unter den fertigen Milchreis heben. In vier gleich große, kalt ausgespülte Tassen einfüllen und abkühlen lassen. Dann auf vier Dessertteller stürzen.
4. Ingwer mit 2–3 Esslöffeln Zucker vermischen und zum Milchreis reichen.

Orangen in Limettensirup

Zutaten für 4 Portionen

200 g Aloe-vera-Frischblattfilet
4 Orangen
70 g Zucker
75 ml trockener Weißwein
1 1/2 TL Anissamen
1 TL Limettensaft
1/2 TL abgeriebene Limettenschale

Zubereitung

1. Aloe-vera-Frischblattfilet in feine Würfel schneiden, den Schleim warm abwaschen und Aloe-Würfel gut abtropfen lassen. Orangen mit einem scharfen Messer schälen, dabei so viel weiße Haut wie möglich entfernen. Orangen in 1 cm dicke Scheiben schneiden und mit den Aloe-Würfeln in eine flache Schale geben.
2. In einer kleinen Pfanne 75 ml Wasser, Zucker, Wein und Anissamen bei starker Hitze zum Kochen bringen. Hitze reduzieren und alles in 25 Minuten auf etwa 75 ml Sirup einkochen lassen.
3. Sirup abseihen, Limettensaft und -schale unterrühren. Über die Früchte gießen. Mit Frischhaltefolie abdecken und mindestens 30 Minuten im Kühlschrank kühlen.

Anissamen geben diesem Rezept das besondere Aroma. Sie bekommen sie in Reformhäusern oder der Apotheke – ersatzweise können Sie Anispulver verwenden.

Special: »Happy Hour Drinks«

Was wäre ein anstrengender Tag ohne einen gepflegten Drink zur Entspannung? Diese »Happy Hour Drinks« haben es in sich und dank Aloe vera darf man sich mit jedem Schluck ein bisschen besser fühlen.

Coco Aloe

Zutaten für 2 Drinks (à 150 ml)

125 g Zucker
abgeriebene Schale von 1 unbehandelten Zitrone, 1 Limette
40 ml Aloe-vera-Gel
100 ml Kokosmilch
100 ml weißer Rum, Crushed Ice

1. Für den Zitronensirup Zucker, 125 ml Wasser und Zitronenschale in einem kleinen Topf mischen und unter ständigem Rühren erhitzen. 10 Minuten bei schwacher Hitze sieden. Abkühlen lassen und in eine Flasche füllen. Ergibt etwa 200 ml.
2. Die Limette schälen, würfeln und mit dem Aloe-vera-Gel im Mixer pürieren. Mit 35 ml Zitronensirup, Kokosmilch und weißem Rum mischen.
3. Eis in zwei Cocktailgläser geben und Drink darauf gießen.

Aloe Toddy

Zutaten für 2 Drinks (à 150 ml)

80 ml Aloe-vera-Gel
60 ml Gin, 60 ml Limettensaft
100 ml Tonic Water, Eiswürfel

Alle Zutaten mit zwei Eiswürfeln im Shaker schütteln und in zwei gekühlte Cocktailschalen geben.

Aloemopolitan

Zutaten für 2 Drinks (à 150 ml)

60 ml Wodka
100 ml Aloe-vera-Gel
60 ml Pfirsichlikör
40 ml Pfirsichsaft oder -nektar
40 ml Zitronensaft
Crushed Ice

Alle Zutaten in einem Cocktailshaker mit dem Eis gut schütteln. Auf zwei Martinigläser verteilen.

Rosy Aloe

Zutaten für 2 Drinks (à 150 ml)

20 ml Grenadinesirup
20 ml Cointreau
20 ml Brandy
40 ml Aloe-vera-Gel
200 ml Prosecco
frische Erdbeeren oder Himbeeren zum Garnieren

1. Alle Zutaten bis auf den Prosecco im Mixer pürieren.
2. Auf zwei Gläser verteilen, mit Prosecco aufgießen und mit Früchten garnieren.

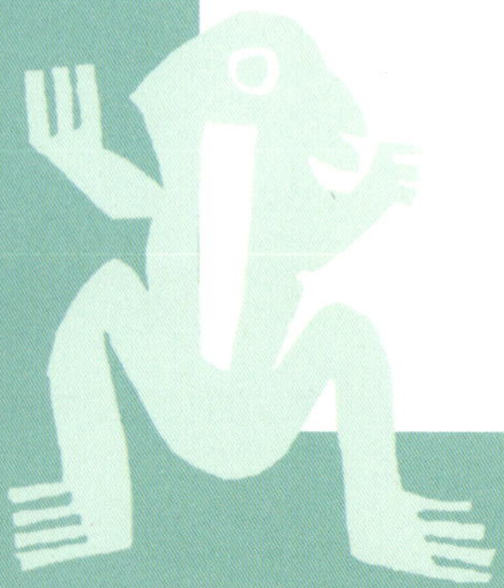

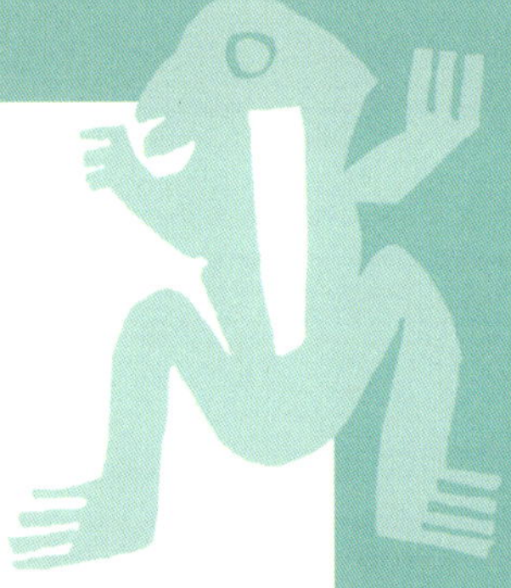

Frozen Bloody Aloe

Zutaten für 2 Drinks (à 150 ml)

130 g Tomatenstücke
80 ml Tomatensaft
25 ml Aloe-vera-Gel
15 ml Zitronensaft
20 ml Worcestershire-Sauce
3 Schuss Tabasco, 30 ml Wodka
2 Prisen Salz, Eiswürfel

1. Tomatenstücke einfrieren. Mit allen anderen Zutaten und Eiswürfeln im Mixer glatt mixen.
2. Auf zwei Gläser verteilen und mit Strohhalmen servieren.

Banana-Aloe-Daiquiri

Zutaten für 2 Drinks (à 150 ml)

1 Banane
frisch gepresster Saft von 1 1/2 Limetten, 35 ml weißer Rum
115 ml Aloe-vera-Gel
1 EL sehr feiner Zucker
Eiswürfel

1. Banane schälen, zwei Scheiben beiseite legen. Alle Zutaten in einem Mixer mixen.
2. Cocktail auf zwei Gläser verteilen und mit Bananenscheiben garnieren.

Aloe Paradise

Zutaten für 2 Drinks (à 150 ml)

40 ml Aloe-vera-Gel
60 ml Gin, 40 ml Cointreau
10 ml Zitronensaft, Eiswürfel

Alle Zutaten im Shaker auf Eis schütteln. In gekühlte Glaser füllen und sofort servieren.

Aloe Margarita

Zutaten für 2 Drinks (à 150 ml)

Salz, 1 Limettenschnitz
60 ml weißer Tequila
40 ml Cointreau
50 ml Aloe-vera-Gel
60 ml Zitronensaft
90 ml Crushed Ice

1. Salz auf eine Untertasse geben. Die Ränder der Gläser mit dem Limettenschnitz befeuchten. Ränder in das Salz tauchen. Überschüssiges Salz abschütteln.
2. Zutaten in einem Shaker kräftig schütteln. In die vorbereiteten Gläser füllen.

Aloe Old Fashioned

Zutaten für 2 Drinks (à 150 ml)

2 Würfelzucker
2 Spritzer Angostura Bitter
6 Eiswürfel
150 ml Aloe-vera-Gel
150 ml Bourbon Whiskey
2 Streifen Zitronenschale
2 Orangenschnitze zum Garnieren

1. Würfelzucker mit Angostura Bitter und 2 Tropfen kaltem Wasser in einen Mixbecher geben und kurz umrühren, damit sich der Zucker auflöst.
2. Eiswürfel, Aloe-vera-Gel und Bourbon Whiskey zugeben. Umrühren.
3. Die Zitronenschale über dem Becher ein wenig ausdrücken, um die Öle freizusetzen, dann dazugeben.
4. Drink auf zwei Gläser verteilen. Mit Orangenschnitzen garnieren, sofort servieren.

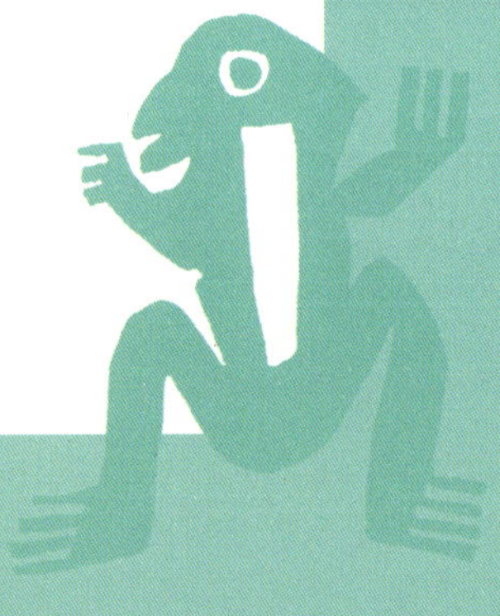

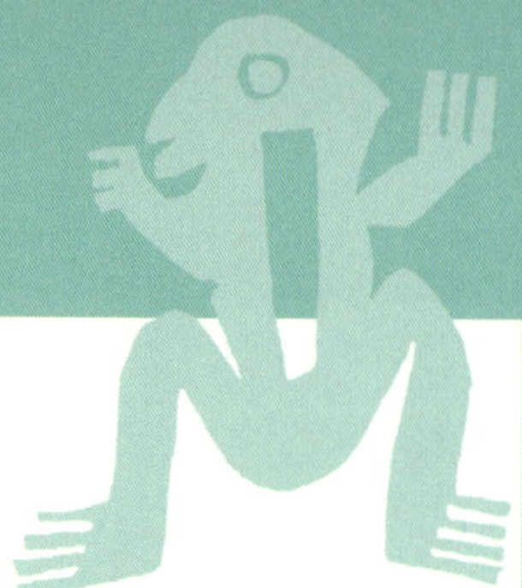

Aloe vera ABC

A

Aloverose
Die zentrale Wirksubstanz der Aloe vera ist die Aloverose, auch Acemannan genannt. Dieses langkettige Zuckermolekül wirkt unter anderem antiviral, antibakteriell und antimykotisch. Es findet sich während der Pubertät im menschlichen Organismus. Der erwachsene Mensch kann es nicht mehr produzieren und muss es über die Nahrung zuführen.

Alloeh
Der Begriff »Aloe« ist von dem arabischen Wort »Alloeh« abgeleitet, was bittere, glänzende Substanz bedeutet.

Anthranoide
Anthranoide sind stark abführende Pflanzenstoffe, die Haut und Schleimhäute reizen können. Das Anthranoid der Aloe vera ist das gelblich-bräunliche Blattharz »Aloin« aus Blattgrün und Blattrinde. Es darf nur in bestimmten rezeptpflichtigen Medikamenten enthalten sein.

B

barbadensis
Manchmal findet man die Aloe mit dem Zusatznamen Miller als Aloe barbadensis Miller, nach dem englischen Botaniker Philip Miller. Er beschrieb die nach ihrer vermuteten Heimat benannte »Barbados-Aloe« erstmals.

Blattgel
Die heilende Kraft der Aloe-vera sitzt in ihren fleischigen Blättern. Dort ist im Inneren das reine Gel enthalten. Dieses Blattgel ist transparent und oxidiert rötlich.

C

Cape-Aloe
Cape-Aloe ist ein Synonym für die Aloe ferox. Sie ist die aus Südafrika stammende Kap-Aloe, die wild wachsende Schwester der Aloe vera. Sie wird auch Wilde Aloe oder aufgrund ihres hohen Bitterstoffgehalts Bitter-Aloe genannt.

D

Direktsaft
Direktsaft ist reiner Pflanzensaft. Er ist der naturtrübe Saft, der direkt aus dem Gel des Aloe-vera-Blattes mit allen Faserstoffen gewonnen wird.

E

Entschlackung
Kurmäßig über vier Wochen angewendet, kann Aloe-vera-Saft Schlackenstoffe abtransportieren. 3-mal täglich 30 ml Saft genügen.

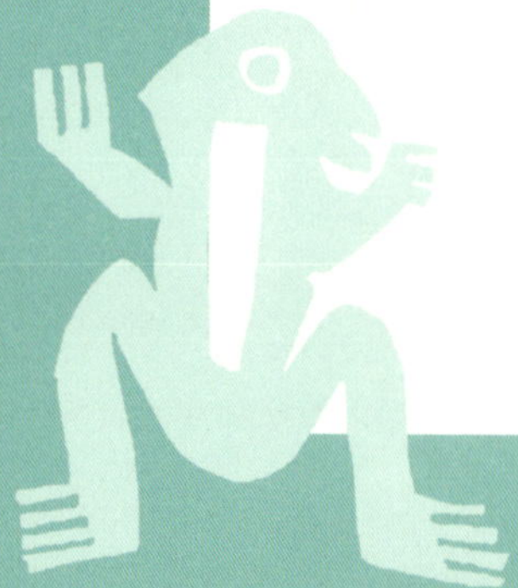

F

Frost
Die Aloe vera reagiert empfindlich auf Kälte. Deshalb sollte man sie in unseren Breiten unbedingt vor dem ersten Frost ins Haus holen.

G

Gel
Aloe-vera-Frischblattgel, bei dem durch Handfiletierung der in der Schale befindliche Bitterstoff Aloin entfernt wurde, ist in der Hautpflege unübertroffen. Frisch aus dem Pflanzenblatt ausgeschält, ist es die natürlichste Form der Aloe-vera-Anwendung.

H

Hautflecken
Aloe vera hemmt durch ihren Gehalt an Tyrosinase die Melaninbildung. Dadurch kann sie die Erscheinung von Hautflecken minimieren.

Hybride
Gekaufte Aloe-vera-Samen z. B. aus Mittelmeerländern, wo viele Arten verwildert sind, bringen oft nur minderwertige Hybride. Das sind Nachkommen von Eltern zweier verschiedener Arten oder von Eltern mit erblich verschiedenen Merkmalen.

I

IASC-Siegel
Dieses Siegel des »International Aloe Science Council« ist auf vielen Aloe-vera-Produkten zu finden. Es ist kein gesetzliches Siegel und garantiert nur, dass ein bestimmter Mindestanteil Aloe vera im Produkt enthalten ist.

K

Kallus
Kallus ist das Gewebe, das an den Wundrändern von Pflanzen entsteht. So auch an der Aloe, wenn man z. B. Schösslinge oder Blattstecklinge abnimmt.

Konservierungsstoffe
Chemische Konservierungsstoffe im Aloe-vera-Saft sind zumeist Natriumbenzoat (E 211) oder Kaliumsorbat (E 202).

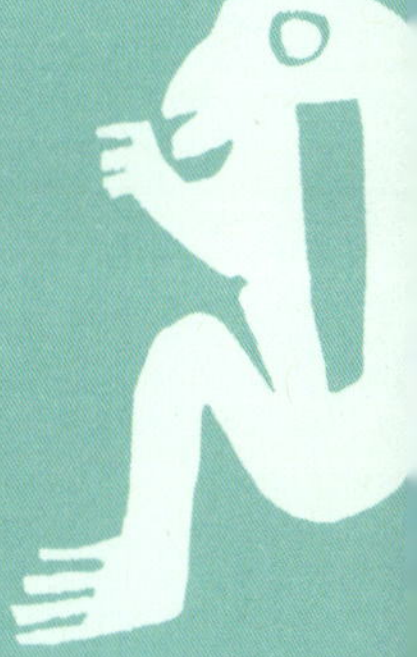

L

Laxative
Substanzen mit abführender Wirkung, z. B. das Aloin der Aloe vera.

Liliengewächs
Die Aloe vera gehört in die Gattung der Liliengewächse. Weitere Mitglieder der Familie der Liliengewächse sind außerdem z. B. der Lauch, der Spargel, die Zwiebel, die Hyazinthe und der Stern von Bethlehem.

M

Maya-Kultur
Maya-Kultur ist eine naturnahe Art des Pflanzenanbaus, die die Aloe vera im Verbund mit Bäumen und Nutzpflanzen wie Beikräutern wachsen lässt, die Schatten spenden und das Nahrungsangebot des Bodens verbessern.

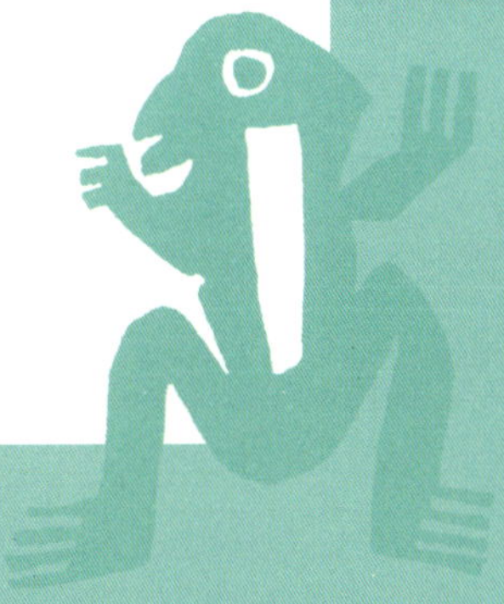

O

Öl
Da die Aloe vera selbst kein Fett enthält, muss das Gel bei äußerlicher Anwendung mit ein paar Tropfen Öl beträufelt werden. Mithilfe der Fettmoleküle können die wertvollen Inhaltsstoffe in und unter die Haut gelangen.

P

Parenchym
Das Parenchym ist das innere Blattmark bzw. Gel und Filet, das zu Aloe-vera-Säften und -Drinks verarbeitet wird.

Pasteurisierung
Mit diesem Verfahren können flüssige Lebensmittel durch schonende Erhitzung auf eine Temperatur von 55 °C bis 70 °C haltbar gemacht werden. Dabei werden Bakterien abgetötet, ohne eine wesentliche Veränderung der Zusammensetzung, des Geschmacks sowie des Nährwertes herbeizuführen. Dies gilt auch für die Aloe vera. Ihre Wirksamkeit bleibt sogar bei einer Behandlung zwischen 70 °C und 100 °C erhalten. Wurden keine weiteren Stoffe zugesetzt, ist pasteurisierte Aloe vera »100 Prozent reine Aloe vera«.

Q

Qualität
Die inneren Blattfilets werden bei guten Herstellern aufwändig nach Qualität und Reinheit selektiert. Dazu werden die transparenten Filets auf einem Leuchttisch verlesen. Von unten beleuchtet, lassen sich im Gel so ganz schnell Qualitätsmängel feststellen.

R

Räucherharz
Aus dem eingedickten, dunkelbraunen und harzigen Saft der Blätter stellt man Räucherharz her, auch Aloeharz genannt. Man vermischt es mit Weihrauch und Myrrhe.

S

Spaltkapsel
Die reife Frucht der Aloe vera ist eine dreifächige, aufspringende Spaltkapsel.

Sukkulente
Die Aloe vera ist eine Sukkulente. Das bedeutet Folgendes: Als eine hauptsächlich in trockenen Gebieten vorkommende Pflanze enthält sie in ihren Blättern besonderes, wasserspeicherndes Gewebe.

T

Tocopherol
Tocopherol (E 306, Vitamin E) ist ein Verdickungsmittel, das oft in Drink-Gels eingesetzt wird.

Trockenkonzentrate
Trockenkonzentrate werden durch Sprüh- oder Gefriertrocknen erzeugt; dabei wird dem Blattgel Wasser entzogen. Dadurch wird es haltbar und leichter zu transportieren. Wieder mit Wasser verdünnt, erhält man einen preisgünstigen Trinksaft.

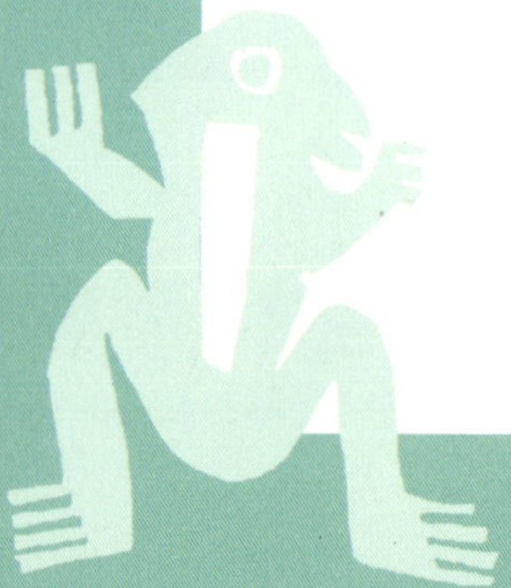

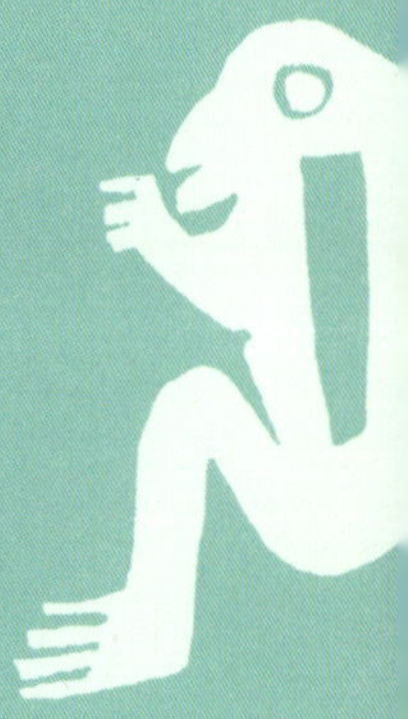

U

Umweltbedingungen

Selbst unter den unwirtlichen Lebensbedingungen der Wüste ist die Aloe vera lebensfähig, denn sie ist von Natur aus an extreme Umweltbedingungen angepasst.

V

Verbrennungen

Die beruhigenden und heilenden Qualitäten der Aloe-vera-Inhaltsstoffe helfen hervorragend bei Verbrennungen aller Art und Sonnenbrand.

Verdauung

Die Aloe reguliert mithilfe ihrer Inhaltsstoffe die Verdauung, ihr Wirkstoff B-Sisterol wirkt dabei entgiftend auf den gesamten Organismus.

Verjüngungseffekt

Aloe-vera-Frischblattgel führt zur Einlagerung von Kollagen in die Haut. Kollagen glättet die Haut von innen heraus und lässt sie wieder jung und elastisch erscheinen.

W

Walzverfahren

Im Walzverfahren drückt man das Gel zusammen mit dem Aloe-Latex mithilfe einer schweren Walze aus dem Blatt heraus. Dieses Verfahren erfordert ein nachträgliches Filtrieren des Aloins aus der gewonnenen Flüssigkeit.

Washingtoner Artenschutzabkommen

Wild wachsende Aloe-Arten sind heute durch das Washingtoner Artenschutzabkommen vom 3. März 1973 geschützt und dürften nicht ausgeführt werden.

X

Xanthan

Damit sie besonders natürlich wirken, dicken manche Hersteller Aloe-vera-Säfte nachträglich ein – Gelbildner ist meist zugesetztes Xanthan (E 415).

Y

Yucca

Die Yucca ist ein harmonischer Begleiter für die Aloe als Balkonpflanze. Sehr schön ist auch die Kombination mit Agave, Drachenbaum, Palme, Zitruspflanze oder Oleander.

Z

Zellregeneration

Mit den Nährstoffen der Aloe vera versorgt, werden die Zellregeneration und das Zellwachstum der Haut angeregt, so dass Hautzellen zwischen sechs- und achtmal schneller wachsen als normalerweise.

Zitronensäure

Obwohl Zitronensäure (E 330) kein ausgewiesenes Konservierungsmittel ist, wird sie als solches verwendet. Dadurch, dass sie den pH-Wert von Aloe-vera-Saft verringert, macht sie ihn länger haltbar. Sie muss als Zusatzstoff deklariert sein.

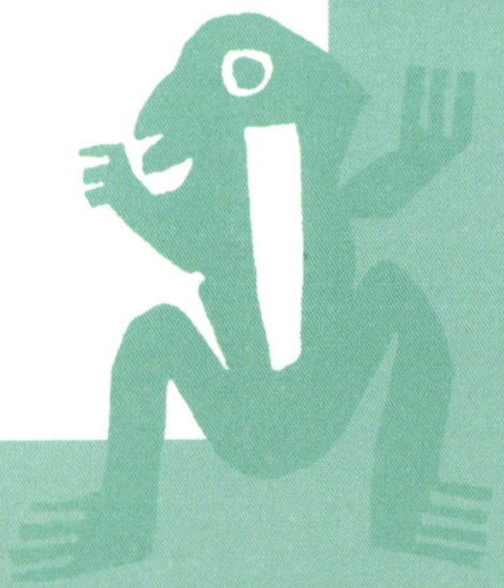

Weiterführende Literatur und Links

Hamm, Michael; Heinze, Jutta
Natürlich schön. Mit Beauty Food und Aloe Vera.
Neuer Umschau Buchverlag, Neustadt 2004.

Helle, Eva
Aloe vera – Das Multitalent für Gesundheit & Schönheit.
Gräfe und Unzer, München 2005.

Oppermann, Jutta; Krenz, Michaela
Aloe Vera – Was die Pflanze wirklich kann.
Lebensbaum Verlag, 2004.

Peuser, Michael
Aloe – Kaiserin der Heilpflanzen.
Eigenverlag 2000.

Rahn-Huber, Ulla
Natürlich heilen und pflegen mit Aloe vera.
Südwest, München 2005.

http://aloeveraspecial.gmxhome.de/welcome.htm
Nichtkommerzielle Seite über die Aloe vera – Informationen, Inhaltsstoffe, Wirkungsweisen und vieles mehr

http://www.iasc.org/
Englischsprachige Seite der Aloe-Industrie, mit einer Power-Point-Präsentation zum Thema »Welt-Aloe-Anbau, -Produktion und -Vermarktung«

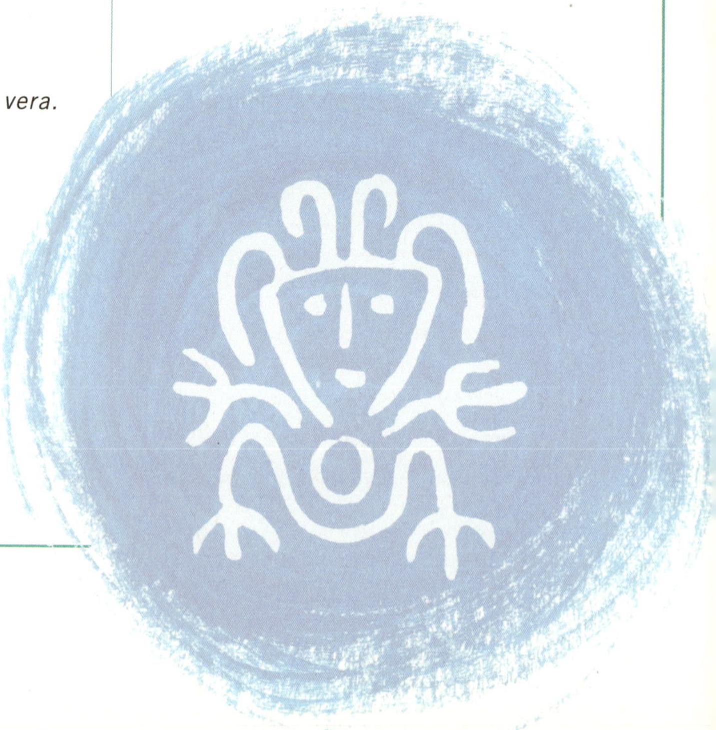

Bezugsquellen

Aloe-vera-Produkte mit dem Aloverose-Siegel gibt es in Apotheken, Reformhäusern, Naturkost- und Naturkosmetik-Fachgeschäften.

Hier einige Adressen:

1. SANTAVERDE
Gesellschaft für Naturprodukte GmbH
Klärchenstraße 11
D-22299 Hamburg
Tel.: 040 – 460 99 110
Fax: 040 – 460 99 199
E-Mail: info@santaverde.de
Onlineshop: www.santaverde.de

- Aloe-vera-Frischblatt aus 100 % biologischem Anbau
- Aloe-vera-Babypflanze aus 100 % biologischem Anbau (ca. 1/2 Jahr alt und 15 bis 30 cm groß)
- Naturkosmetik (Gesichts- und Körperpflegeprodukte mit 100 % biologischen Aloe-vera-Saft anstelle von Wasser als Hauptbestandteil)

2. PHARMOS NATUR®
Kosmetik-, Lebens- und Heilmittel GmbH
Hechenrainer Str. 14
D-82249 Uffing am Staffelsee
Tel.: 08846 – 9213-0
Fax: 08846 – 1651
E-Mail: info@pharmos.de
Onlineshop: www.pharmos.de

- Aloe-vera-Frischpflanzenblatt aus 100 % biologischem Anbau
- Aloe-vera-Bio-Ursaft aus 100 % Aloe-vera-Frischpflanzensaft in biologischer Qualität
- Heilpflanzenkosmetik hergestellt mit 100 % Aloe-vera-Bio-Ursaft

3. Basic Biosupermarkt
Geschäfte in Hamburg, Dortmund, Köln, Essen, Frankfurt, München, Augsburg, Stuttgart unter www.basicbio.de

- Aloe-vera-Saft
- Naturkosmetik mit Bio-Aloe-vera z. B. laveré, Logona, Tautropfen, Weleda

Sachregister

Rezeptregister

Heilanwendungen

Schönheitspflege

Kulinarisches